Malarkodi Velraj
Mahendra Singh

Estudos farmacognósticos, fitoquímicos e farmacológicos

Malarkodi Velraj
Mahendra Singh

Estudos farmacognósticos, fitoquímicos e farmacológicos

Sobre Scindpsus Officinalis (ROXB.) Schott. frutas

ScienciaScripts

Imprint

Any brand names and product names mentioned in this book are subject to trademark, brand or patent protection and are trademarks or registered trademarks of their respective holders. The use of brand names, product names, common names, trade names, product descriptions etc. even without a particular marking in this work is in no way to be construed to mean that such names may be regarded as unrestricted in respect of trademark and brand protection legislation and could thus be used by anyone.

Cover image: www.ingimage.com

This book is a translation from the original published under ISBN 978-620-4-74891-7.

Publisher:
Sciencia Scripts
is a trademark of
Dodo Books Indian Ocean Ltd. and OmniScriptum S.R.L publishing group

120 High Road, East Finchley, London, N2 9ED, United Kingdom
Str. Armeneasca 28/1, office 1, Chisinau MD-2012, Republic of Moldova, Europe
Printed at: see last page
ISBN: 978-620-5-65025-7

Conteúdos

CAPÍTULO I

INTRODCÇÃO

Nas últimas décadas tem havido um crescimento exponencial no campo da medicina herbal. Está a ser popularizada nos países em desenvolvimento e desenvolvidos devido à sua origem natural e aos seus menores efeitos secundários. As ervas naturais têm sido utilizadas para fins medicinais durante muitos séculos e continuam a ser um medicamento para várias doenças, mesmo com a revolução da medicina antibiótica e outra medicina sintética no mundo científico do modem. Ao longo dos anos, a investigação científica alargou os nossos conhecimentos sobre o efeito químico e composição dos constituintes activos que determinam as propriedades medicinais das plantas. A Índia tem recursos extremamente ricos em ervas devido a uma ampla biodiversidade e condições climáticas adequadas.

Diabetes Mellitus

Diabetes mellitus (DM) é uma doença metabólica crónica, resultante de deficiência de insulina, caracterizada por hiperglicemia, metabolismo alterado de hidratos de carbono, proteínas e lípidos e um aumento do risco de complicações vasculares. A deficiência de insulina pode ser absoluta ou relativa e as anomalias metabólicas levam a sintomas clássicos de poliureia (micção frequente), polidipsia (sede excessiva), polifagia (fome excessiva) e fadiga. As complicações a longo prazo da DM incluem gangrena, retinopatia proliferativa, enfarte do miocárdio, polineuropatia e uraemia. Hoje em dia, todas e cada família tem pelo menos um membro com diabetes. As principais razões incluem uma combinação de estilo de vida sedentário com falta de exercício regular, hábitos alimentares impróprios e pouco saudáveis, ignorância ou descuido sobre os sintomas prediabéticos e a predisposição genética.

Prevalência Global da Diabetes Mellitus

O DM é uma das doenças crónicas mais prevalecentes no mundo. Afecta cerca de 5% da população mundial. A OMS estimou que cerca de 30 milhões de pessoas sofriam de diabetes em 1985 e que o número aumentou para mais de 171 milhões em 2000. Em 2002, o fardo global de DM foi estimado em 154 milhões. Actualmente, muitos países enfrentam um grande aumento do número de pessoas entre os 45-65 anos de idade que sofrem de diabetes. O principal motor da epidemia é a forma mais comum de DM, nomeadamente a diabetes tipo 2, que representa mais de 90 por cento de todos os casos de diabetes. Prevê-se que até 2030, o número de pessoas com DM será mais do dobro (cerca de 366 milhões), entre as quais a Índia, a China e os Estados Unidos terão o maior número.

PREVALÊNCIA DA DIABETES NA ÍNDIA

Na Índia, a incidência de DM foi estimada em cerca de 23 milhões em 2004 e 41 milhões em 2007. Um inquérito revela que actualmente entre 100 indianos adultos, 7 pessoas são diabéticas. A população urbana, como esperado, tem uma maior incidência da doença. A Federação Internacional de Diabetes (IDF) diz que no próximo ano, a Índia será o lar de 58,8 milhões de diabéticos.

MORTALIDADE DEVIDA À DIABETES MELLITUS

Apesar da disponibilidade de tratamento, a DM tornou-se a terceira desordem fatal mais importante após o cancro e as doenças cardíacas. Quase 80% das mortes por diabetes ocorrem em países de rendimento baixo e médio. Quase metade das mortes por diabetes ocorrem em pessoas com idade inferior a 70 anos; 55% das mortes por diabetes ocorrem em mulheres. A diabetes causa cerca de 5% de todas as mortes a nível mundial em cada ano. Na Índia, a doença matará cerca de 10,07 lakh na faixa etária dos 20-79 anos todos os anos - sendo a maioria mulheres (5,81 lakh). A OMS projecta que a morte devida à diabetes aumentará em mais de 50% nos países com rendimentos médios superiores nos próximos 10 anos.

GESTÃO DA DIABETES NO SISTEMA INDIANO DE MEDICINA (ISM)

A Índia tem a distinção única de ter seis sistemas de medicina reconhecidos. São eles: Ayurveda, Siddha, Unani, Yoga, Homoeopatia e Naturopatia.

Gestão da diabetes na Ayurveda

A Ayurveda segue três formas de gestão da diabetes. A primeira é a dieta, a segunda é o estilo de vida e a terceira são os medicamentos à base de ervas. O exercício é outra pedra-chave do tratamento ayurvédico da diabetes.

Gestão de Diabetes em Siddha

A regulação na medicina Siddha, nos alimentos e hábitos diários na terapia da diabetes provoca o pâncreas a libertar insulina no modo normal, o que, por sua vez, mantém o nível de açúcar no sangue.

Gestão da diabetes em Unani

O principal objectivo do tratamento é restaurar o temperamento normal do fígado e tornar o pâncreas a funcionar ao seu nível natural. O objectivo pode ser alcançado através de dieta, medicamentos, exercício e tratamento herbo-mineral.

Yoga na gestão da Diabetes mellitus

A diabetes tipo 2 pode ser tratada eficazmente com Yoga enquanto que a diabetes tipo 1 é muito difícil de tratar. O tratamento envolve vários processos como a *saudação ao Sol, Asanas, Pranayama, Meditação, Yoga Nidra* e *Processos de Limpeza.*

Gestão da diabetes em Homoeopatia

Os medicamentos homeopáticos têm como objectivo reduzir o aumento do nível de açúcar no sangue na diabetes tipo 2. A homeopatia também recomenda que o paciente siga uma dieta restrita, exercício e técnicas de relaxamento como o yoga e a meditação para ajudar a lidar melhor com o stress e a manter os níveis normais de açúcar no sangue.

A gestão da diabetes em Naturopatia

Naturopatia recomenda quatro abordagens para a gestão da diabetes. São elas: modificações dietéticas que incluem refeições regulares, água, saladas, antioxidantes, alimentos ricos em alcalinos e potássio e uma dieta rica em fibras; terapia com água e lama para melhorar o funcionamento do pâncreas e do fígado e para remover toxinas do corpo; exercícios que incluem respiração profunda, yoga, caminhada rápida, jogging e um estilo de vida regular que esteja em harmonia com a natureza e os seus princípios, tais como horários e regime dietético regular.

FIBRAS DIETÉTICAS NA GESTÃO DA DIABETES

Geralmente, é aceite que uma dieta rica em fibras (particularmente fibra solúvel) é útil na gestão da concentração de glucose plasmática em indivíduos com diabetes. Eevidências sugerem também que dietas com elevado teor de fibras especialmente da variedade solúvel e suplementos de fibras solúveis podem oferecer alguma melhoria no metabolismo dos hidratos de carbono, menor colesterol total e baixa densidade de colesterol lipoproteico (LDL). As fibras solúveis estão presentes na aveia, farelo de aveia, feijão, algumas frutas, vegetais, e filo. Portanto, os pacientes com diabetes são aconselhados a aumentar o seu consumo de fibras alimentares até 16 g.

MINERAIS NA GESTÃO DA DIABETES

Suplementos minerais e vitaminas em nível micro também podem ser considerados para reduzir a diabetes. O papel dos minerais na gestão da diabetes foi salientado no quadro 1.

Quadro 1. Lista de suplementos minerais como agente antidiabético

S.No.	Mineral/Nutriente	Efeitos
1.	Cálcio	Melhora a sensibilidade insulínica em algumas populações
2.	Crómio	Melhora a sensibilidade insulínica e a tolerância à glicose
3.	Co-enzyme Q10	Melhora a sensibilidade insulínica em algumas populações
4.	Glutatião	Melhora a sensibilidade insulínica após infusão IV
5.	Ácido lipóico	Melhora a sensibilidade insulínica e a actividade anti-oxidante
6.	Magnésio	Corrige a deficiência, melhorando a sensibilidade à insulina e a tolerância à glicose
7.	Omega-3(EFA'S)	Melhora a sensibilidade insulínica
8.	Potássio	A carência conduz à resistência à insulina
9.	Sulfato de vanadil	Melhora a sensibilidade insulínica
10.	Vitamina B6	Melhora o metabolismo da glicose e a função nervosa
11.	Vitamina C	Reduz a glicosilação e fornece actividade anti-oxidante
12.	Vitamina E	Reduz a glicosilação, e fornece actividade anti-oxidante
13.	Taurina	Pode melhorar a sensibilidade insulínica

PRODUTOS HERBAIS NA GESTÃO DA DIABETES MELLITUS

Embora existam várias abordagens para diminuir os efeitos nocivos da diabetes e as suas complicações secundárias, os produtos à base de plantas são favorecidos devido a efeitos secundários menores e baixo custo. O quadro 2 contém uma lista de produtos ervanários antidiabéticos frequentemente utilizados.

Quadro 2. Lista de Produtos Fitoterápicos Antidiabéticos

Nome da empresa	Produto	Ingredientes
Admark Herbals Limited	Diacare	Sanjeevan Mool; Himej, Jambu beej, Kadu, Namejav, Neem chai.
BACPO Farmacêutica Ind. Ltd. (Noida)	Diabeticina	Gurmaar, Billipatra, Shilajit, Jaamun semente, Nyagrodha, Karela, Neem folhas, Vijaysar, Trifala
Divya Yog Mandir Trust (Kankhal, Haridwar)	Divya Madhu Nashini	Giloy, Baheda, Chirayata, Amalaki, Barangi, Neem leaves, Gurmaar, Bel, Kutki, Haldi, Ashwagandha, Hadjora, Jaamun seed, Ajwayan, Gokhru, Anar, Haritaki, Babul
Farmácia Gurukul Kangri (Haridwar)	Madhumeha Nashini	Gurmar, folhas de Neem, Karela, semente de Jaamun, Trbang bhasma, Shilajit, Makaradhwaj, e outras ervas
Himalaia	Diabecon	Gymnema sylvestre, Pterocarpus marsupium, Glycyrrhiza glabra, Casearia esculenta, Syzygium cumini, Asparagus racemosus, Boerhavia diffusa, Sphaeranthus indicus, Tinospora cordifolia, Swertia chirata, Tribulus terrestris, Phyllanthus amarus, Gmelina arborea, Gossypium herbaceum, Berberis aristata, Aloe vera, Triphala, Commiphora wightii, shilajeet, Momordica charantia, Piper nigrum, Ocimum sanctum, Abutilon indicum, Curcuma longa, Rumex maritimus

PAPEL DAS PLANTAS MEDICINAIS NA GESTÃO DA DIABETES

A gestão da diabetes sem quaisquer efeitos secundários continua a ser um desafio para o sistema médico. Muitos agentes hipoglicémicos orais, tais como Biguanides e Sulfonylurea, estão disponíveis juntamente com insulina para o tratamento da diabetes mellitus, mas têm efeitos secundários significativos e por vezes são considerados ineficazes em doentes diabéticos crónicos. Nos últimos anos tem havido um crescimento exponencial no campo da medicina herbal e estes medicamentos estão a ganhar popularidade tanto nos países em desenvolvimento como nos desenvolvidos, devido à sua origem natural e a menos efeitos secundários. As plantas tradicionais podem constituir uma fonte útil de novos compostos antidiabéticos orais de chumbo para o desenvolvimento como entidades farmacêuticas ou simples adjuvantes dietéticos das terapias existentes. Assim, há uma procura crescente de produtos naturais com elevado potencial antidiabético e menor efeito secundário.

OBJECTIVO DO ESTUDO

Diabetes mellitus é uma doença metabólica carcterizada por um aumento do nível de glicose no sangue associado à descarga de glicose na urina. Existem dois tipos principais de diabetes mellitus; a diabetes mellitus insulino-dependente (IDDM) e a diabetes mellitus não insulino-dependente (NIDDM). A diabetes mellitus insulino-dependente também chamada diabetes tipo 1 ocorre devido à perda completa de células das ilhotas B- pancreáticas e, por conseguinte, há deficiência de insulina. A diabetes mellitus não insulino-dependente também chamada diabetes de tipo 2 é devida à resistência à insulina.

Tendo em conta os efeitos secundários relatados com a utilização de insulina e hipoglicémicos orais, as plantas medicinais e alguns constituintes activos isolados das mesmas são preferidos e até recomendados pela OMS para o tratamento da diabetes mellitus.

A natureza tem proporcionado abundante riqueza vegetal a seres vivos que possuem virtudes medicinais. O valor essencial de algumas plantas foi há muito publicado e o seu grande número ainda não foi explorado. Uma dessas plantas é *Scindapsus officinalis* que consiste em metabolitos secundários como flavonóides, taninos, glicosídeos, alcalóides, terpinas, etc.

Os frutos da tradição popular de *Scindapsus officinalis* são antidiabéticos, anti-helmínticos, afrodisíacos, galácticos, estimulantes, diaforéticos, antidiarreicos, carminativos, expectorantes, tónicos, antiprotozoários, anticancerígenos, afiadores da audição, afrodisíacos e cardio tónicos e reguladores do intestino e do apetite. É também utilizado em disenteria, asma, problemas de garganta, reumatismo, asma, infestações por vermes, faringopatia, helmintose e bronquite.

Com base no inquérito bibliográfico, a actividade antidiabética do fruto não foi provada cientificamente. Por conseguinte, o meu principal objectivo é o seguinte;

1. Realizar a avaliação farmacognóstica, fitoquímica e física.

2. Isolar os compostos activos que fornecem a base para a investigação clínica.

3. Para caracterizar o princípio activo da planta.

4. Explorar os estudos farmacológicos e antioxidantes.

5. Trazer a planta medicinal antidiabética para uma firme colocação científica, sensibilizando e contribuindo para o bem-estar sócio-económico do nosso país.

REVISÃO BIBLIOGRÁFICA

Revisão Fitoquímica

1959

Bhakuni e Tewari isolaram duas substâncias corantes glucosídicas scindapsin A (m.p. 308-9°) e scindapsin B (m.p. 289-90°) e duas substâncias corantes não identificadas juntamente com um esterol, um óleo e uma mistura de açúcares dos frutos de *Scindapsus officinalis*.

1992

Parede relatada sobre o isolamento da piperina da planta *Scindapsus officinalis* e Daulatabad e Mirajkar isolou um novo ácido gordo hidroxil (llhydroxy-cis, cis-5, 8- ácido tetracosadienóico juntamente com o ciclopropenoid (ácidos gordos estéreis) do óleo de semente de *Scindapsus officinalis*.

2006

Singh e kumar relataram experimentalmente a presença de saponinas, açúcares redutores, taninos, glicósidos de antraquinona, proteínas, triterpenos, flavonóides, esteróis, resinas e cumarinas em frutos de *scindapsus officinalis*.

Revisão farmacológica

1990

Pillai e Lalithakumari relataram que a decocção do fruto de *S.* officinalis (0,05-1,0 ml/kg) mostrou dose dependente de efeito inotrópico positivo, actividade analgésica e actividade antidiarrcica.

1992

Wall relatou que a piperina composta mostrou uma actividade considerável no ensaio de antimutagenicidade do 2-aminianthracene (2AN) e era não tóxica.

Revisão Toxicológica

1990

Pillai e Lalithakumari relataram que a decocção de frutos de *S. officinalis* foi considerada não tóxica até à dose de 10,0 ml/kg.

Revisão Microbiológica

1987

Dogra relatou a utilização de *Scindapsus officinalis* na septicemia hemorrágica em animais.

1995

Smit *et al.* relataram a actividade citotóxica da fruta contra o COLO 320 (uma linha de células de carcinoma colorrectal humano).

1996

Taylor *et al* relataram que o extracto de fruta mostrou actividade antimicrobiana leve contra microrganismos ao inibir a produção de esporos quando exposto à luz UV. Ele também incluiu o extracto de fruta na categoria etnobotânica potencial antibiótico e potente antiviral.

2001

Rajbhandari *et al* relataram a actividade antiviral do extracto metanólico do fruto *Scindapsus officinalis* contra as células do Influenza A: MDCK mas não tinham actividade contra HSV-1: células Vero.

CAPÍTULO II

ESTUDOS FARMACOGNOSTICOS

O escalador *Scindapsus officinalis* é uma planta monocotiledónea que pertence à família Araceae.

Sinónimos: *Pothos officinalis* Roxb.
Taxonomia".

Domínio: Eukaryota

Reino: Plantae

Sub-reino: Viridaeplantae

Filo: Traqueófita

Subfilo: Euphyllophytina

Classe: Liliopsida

Subclasse: Aridae

Super-ordem: Aranae

Ordem: Alismatales

Género: Scindapsus

Epíteto específico: officinalis (Roxb.) Schott

Nomes vernaculares

Hindi: Bari-pipli, Gaj-pipli.

Kannad-Adkebeeluvalli

Malyalam: Attittippali

Sânscrito: Gaja-pippali,

Tâmil: Anait-tippili

Telugu: Gaja-pippallu

Distribuição

A planta cresce na parte tropical da Índia. Na Índia encontra-se nos Himalaias, Sikkim, Ilhas Andaman, Orissa e Andhra Pradesh. É cultivada pelo seu fruto pelo método de cultivo vegetativo no distrito de Midnapore, em Bengala Ocidental.

Descrição da planta

Planta inteira

A planta *Scindapsus officinalis* (Roxb.) Schott, é uma trepadeira grande, robusta, epífita e perene com raízes aéreas adventícias que crescem em árvores e rochas (Figura 1).

Haste

O caule da planta tem cerca de 10 m de comprimento e 1 cm de diâmetro. Os ramos são enrugados quando secos.

Folhas

A folha da planta é simples, alternada, verde escura, até 50 cm de comprimento e 25 cm de largura com base de folha de bainha. Os estipules estão ausentes. O pecíolo é maior, robusto e largamente alado até ao joelho. A lâmina da folha é de forma oval ou elíptica-ovada. A base é corda e a margem da folha é inteira. A incisão é pinnatisectada e a venação é paralela ao pináculo. Tanto a superfície superior como a inferior da folha são lisas, brilhantes, sem rugas e sem pêlos. A textura da folha é coriácea, isto é, firme e coriácea (Figura 2).

Flores

As flores são densamente dispostas e suportadas num espadix cilíndrico coberto por espátula. As flores são bissexuais sem perianth, 4-6 estames com filamentos curtos e anteras terminais. O pedúnculo é solitário e terminal. O ovário é unilocular com um único óvulo basal e estigma alongado.

Inflorescência e Frutas

O espatoflorescência tem cerca de 10-15 cm de comprimento, oblongo, sub-cilíndrico, de bico esguio, verde para fora e amarelo por dentro. O spadix é igual ao spathe e de cor amarelo-esverdeada. O spadix de fruta tem cerca de 23 cm de comprimento. As bagas de fruta são carnudo e arilato na base (figura 3).

As flores e frutos das plantas quase durante todo o ano. A sua inflorescência e frutos assemelham-se aos do pipali (*Piper longum*), mas têm dimensões muito maiores e, por isso, são chamados de "Gajapippali" (Figura 4). A cor dos frutos é castanha, de cerca de 4-5 cm de comprimento, de forma cilíndrica, com sabor picante e odor picante. Os frutos têm marcas circulares na superfície (figura 5.1). Estas marcações representam os óvulos fundidos formando corpos duros e cilíndricos. O espadix tem caules longos e finos de rijeza (figura 5.2). As sementes são de cor corda de ovário privado.

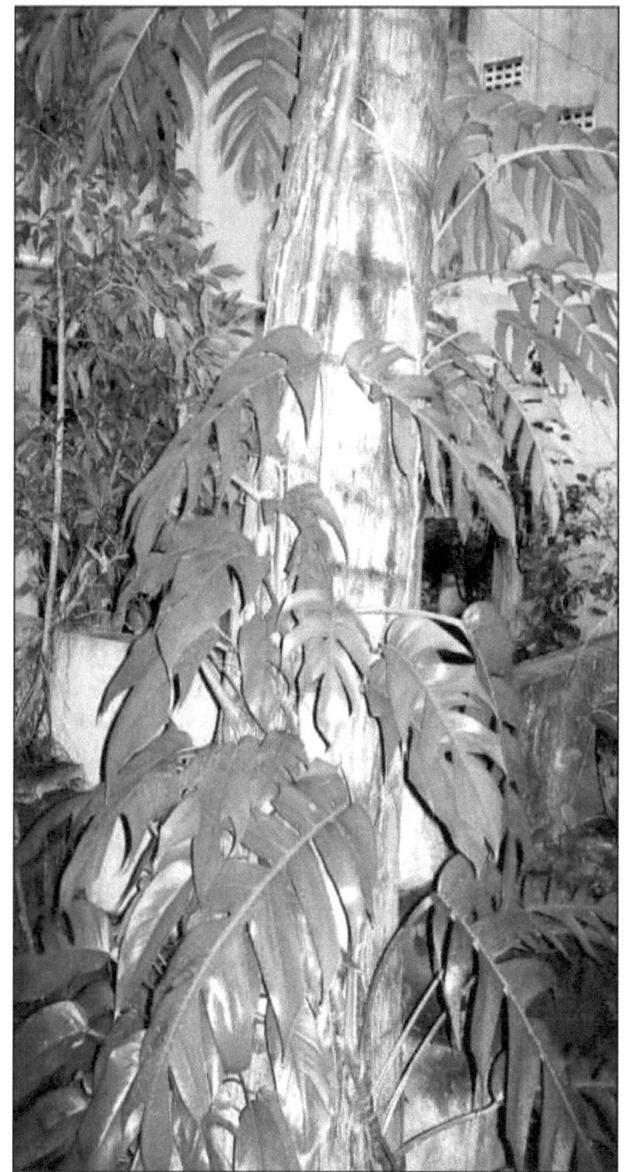

Figura 1. Planta inteira *deScindapsus officinalis* (Roxb.) Schott.

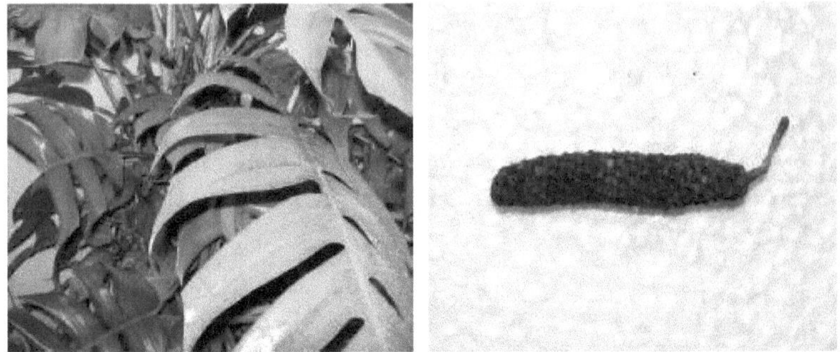

Figura 2. Folhas de 5. *officinalis* **(Roxb.) schott.**
Figura 3. Fruto de 5. *officinalis* **(Roxb.) Schott.**

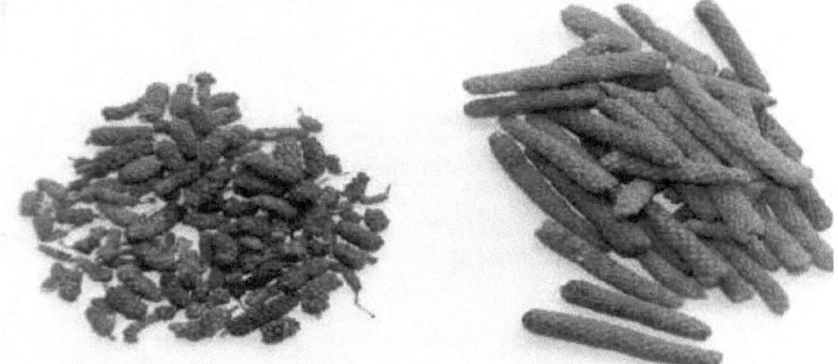

Figura 4. Fruto de *Piper longam* e *Scindapsus officinalis* (Roxb.) Schott

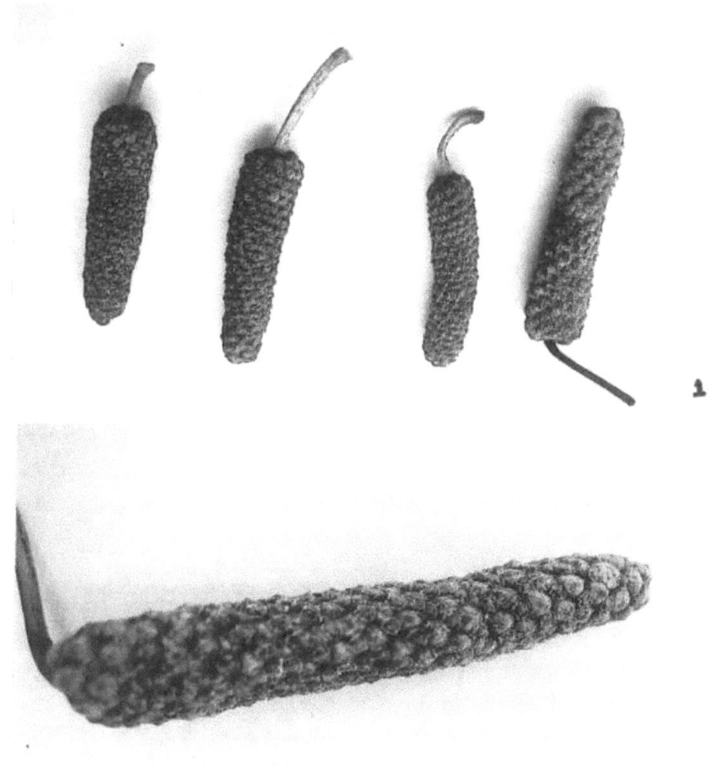

Figura 5.amostra de mercado Spadix seco
Figura 5.1. Alguns Spadix
Figura 5.2. Um único Spadix ampliado

ESTUDOS MICROSCÓPICOS

O espécime da planta foi colhido no mercado local de Chennai, Tamil Nadu e cortado com a ajuda de uma faca afiada e imediatamente imerso em fluido fixador FAA, ou seja, Formalina: Ácido acético: álcool etílico a 70% na proporção de 5:5:90. Após 24 horas de fixação, os espécimes foram desidratados com séries graduadas de álcool butílico terciário, de acordo com o horário dado pelo sass (1940). A infiltração dos espécimes foi realizada por adição gradual de cera de parafina (m.p. 58-600 até que a solução de álcool butílico terciário atingisse uma super saturação. Os espécimes foram fundidos em blocos de parafina. ^1,22,41,52

13

Seccionamento de microtomos de materiais embutidos em parafina

Os espécimes em parafina foram seccionados com a ajuda do Microtoma Rotativo (tipo Weswox Rotaory Microtome-Spencer). A espessura da secção era de 10-12 horas. As secções foram desparafinadas pela primeira vez, o que foi feito por procedimento habitual. As secções foram coradas com toludina azul (0,25% com um pH de 4,7), como por método sugerido por O'Brien et al. (1964). Uma vez que o azul de toludina é uma coloração policromática, os resultados da coloração foram notavelmente bons e foram também obtidas algumas reacções citoquímicas. O corante conferiu uma cor rosa às paredes da celulose, azul às células lenhificadas, verde escuro à mucilagem e azul aos corpos proteicos. Sempre que necessário, foram também coradas secções com Safranin e Fast-green e IKI (para o amido).

Fotomicrografias

A fim de complementar a parte descritiva, as fotomicrografias em diferentes ampliações de todas as células e tecidos necessários foram tiradas com a câmara digital NIKON Cool Pix 8400 e a unidade microscópica Nikon labphoto 2. Para observações normais, foi utilizado campo brilhante. Para o estudo de cristais, grãos de amido e células lenhificadas, foi utilizada luz polarizada. Uma vez que estas estruturas têm propriedades birefringentes sob luz polarizada, parecem brilhantes contra fundo escuro. As ampliações das figuras são indicadas pelas barras de escala. Os termos descritivos das características anatómicas são dados como nos livros de anatomia padrão.

Características microscópicas do espadix e da fruta

O espadix tem um eixo central recto espesso ou o pedúnculo com frutos dispostos em espiral. Os frutos são inteiramente cobertos por um perienth carnoso. Na inflorescência madura, os frutos são fundidos em corpo duro, cilíndrico e acastanhado (figura 6) dentro do perienth. Na vista de L.S. do espadixe, o eixo da inflorescência leva os frutos fundidos de ambos os lados em filas verticais. As sementes são vistas em cada um dos frutos com revestimento de sementes e endosperma. O espadix é de 5 mm de espessura e o eixo do espadix é de 1,5 mm de espessura. As sementes estão livres do pericarpo e apenas o funicular está preso com a parte basal do fruto (fig. 6.1, 2).

Na visão do spadix, existe um eixo central lobado com núcleo central oco e eixo de inflorescência lobado. O eixo tem um círculo radial de frutos que são separados uns dos outros por finos septos radiais. Os frutos são fundidos uns com os outros lateralmente. O eixo central tem um sistema vascular bem desenvolvido (figura 7.1 & 8.1). Existem três grandes feixes vasculares com feixes acessórios mais pequenos em torno de cada feixe principal. Os feixes vasculares maiores são colaterais e têm um largo bloco rectangular de floema e algumas filas paralelas de elementos de xilema angular de parede espessa. O feixe vascular tem uma espessa e larga tampa de esclerênquima que encerra os elementos de xilema. No exterior com feixe vascular, existe uma bainha parenquimatosa de um ou dois elementos de espessura (figura 8.1).

Pericarp (7 e 8.2)

O pericarpo é formado por um único integumento do ovário. Consiste em células epidérmicas de parede espessa com cutícula espessa e uma camada subepidérmica de células semelhantes com paredes espessas. O tecido moído consiste numa mistura de células parenquimatosas de paredes finas e escleróides de paredes espessas (figura 8.2). As escleróides são do tipo escleróide braquial, ou seja, as células isodiamétricas ou circulares com paredes espessas altamente lenhificadas e lúmen largo. As escleróides são de tipo solitário ou em grupos de dois ou três. São de orientação aleatória e têm cerca de 20-25 horas de diâmetro.

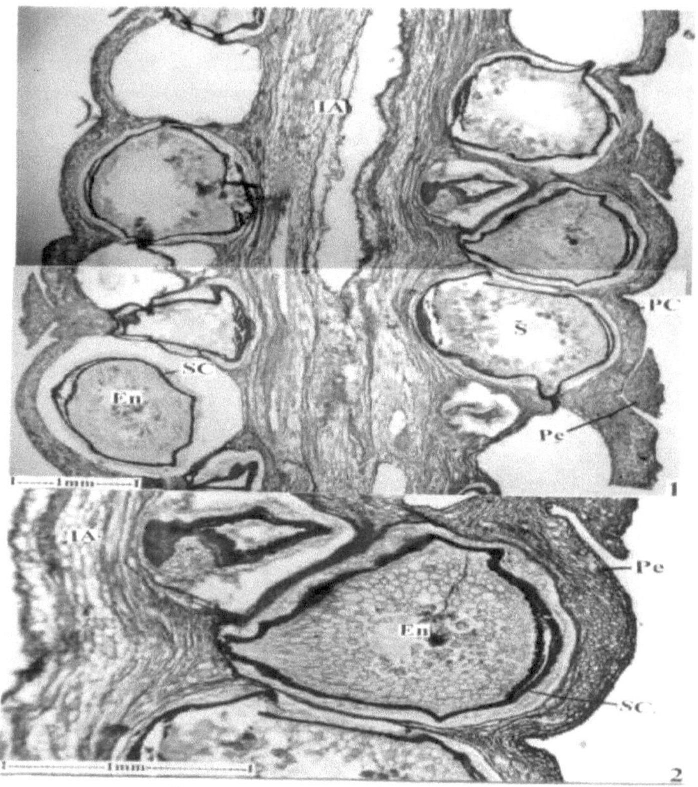

Figura 6. L.S. do espadix (20 X) [En-endosperm; lA eixo de inflorescência do espadix; Pe-perenth;

PC-pericarp; S-sementeed & SC-seed coat].
Figure 1.   . Porção intermédia mostrando o eixo central e os frutos de cada lado.
Figure 2.   . Uma porção ampliada mostrando um único fruto

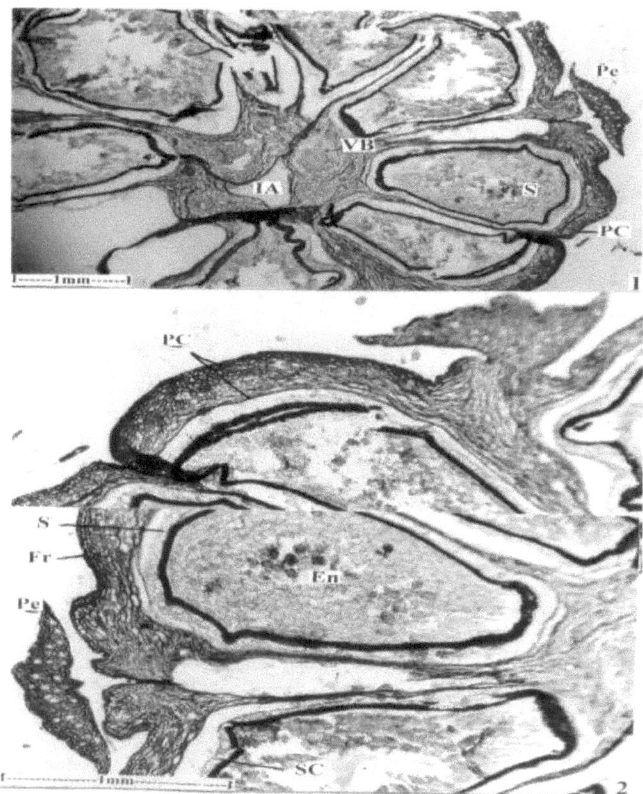

Figura 7.1. T.S. do espadix (20X) [eixo de lA-inflorescência do espadix; Pe-perenth; PC-arp peric; S-semente; feixe vascular VB].
Figura 7.2. Uma secção mostrando frutos aumentados (40X) [Fr- pericarpo de frutos; SC- casaco de sementes].

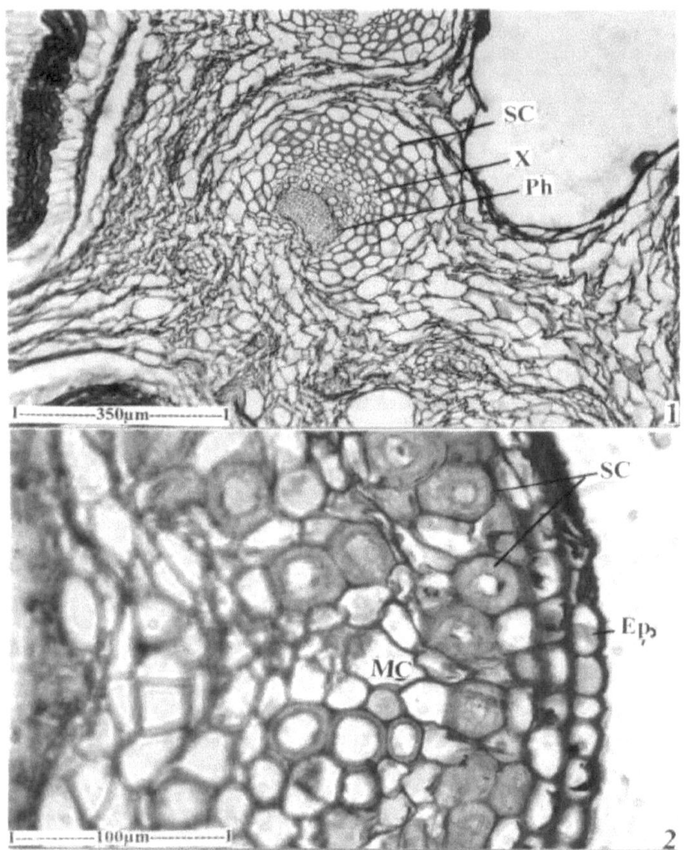

Figura 8.1. Porção central do espadix mostrando os fios vasculares (10X) [Ph-phloem; SC- s clerenchyma cells; X-xylem].
Figura 8.2. Uma secção maior de pericap (40X) [Ep-epiderme ou epicarpo; MC-mesocarpo; SC-células de esclerênquima].

Semente

A semente desenvolve-se a partir de um óvulo recto que está preso à parede do ovário com o funil basal. As sementes são obovadas com a parte basal e a parte exterior mais larga (figura 7.1, 2). Contém endosperma denso e testa espessa ou casca de semente.

Semente-coat (Figura 9 e 10.1)

A casca da semente tem uma espessura de 100-130 p.m. e consiste numa zona exterior de sarcotesta onde as células são largas, angulares e parenquimatosas com paredes finas. As células são aleatórias na orientação. A sarcotesta exterior tem 20 horas de largura.

O interior com sarcotesta parenquimatosa é uma região escura de sclerotesta formando a camada interior de semente. É constituída por três camadas, compreendendo as células escleróticas exteriores e interiores largas e a camada fina média de células parenquimatosas. As duas camadas escleróticas estão escurecidas de modo a serem menos distintas. A camada interior da semente esclerótica tem uma espessura de cerca de 150 p.m. (figura 10.1)

Endosperma

A semente está cheia de copiosa quantidade de endosperma (figura106). O endosperma é de tipo celular que são poliedros alongados com paredes finas e grãos de amido densos (figura 10.1,2). Em secções da semente, o núcleo central da semente tem células livres enquanto a zona exterior tem células poliédricas largas e compactas. Quando vistas sob o microscópio de luz polarizada, as células endosperma exibem uma densa acumulação de grãos de amido (figura 10.2).

Perienth (Figura 7.1,2)

Em vista seccional, o perienth aparece triangular com asas longas. A porção central tem uma espessura de 200 p.m. e a porção marginal tem uma espessura de 50 p.m. O perienth tem células parenquimatosas compactas de coloração escura e células hialinas largas dispersas no tecido parenquimatoso.

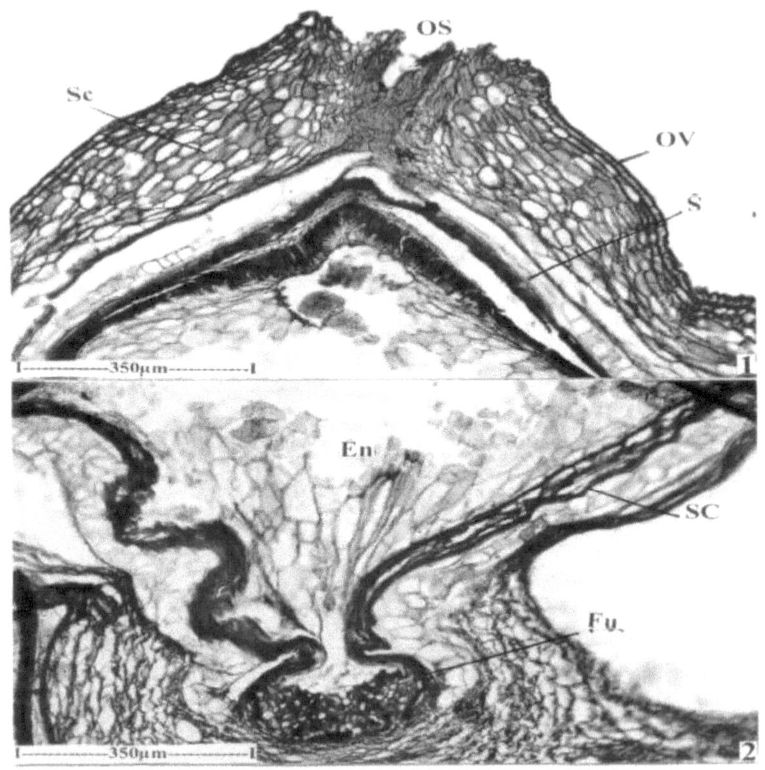

Figura 9: Secção vertical (V.S.) do fruto e da vista do centésimo de semente (10X)

[En- Endosperma (tipo celular); Fu-funicle (talo do óvulo); OS- ostiole (passagem do óvulo); OV-ovário (semente); S-sementeed; SC-coat de semente].

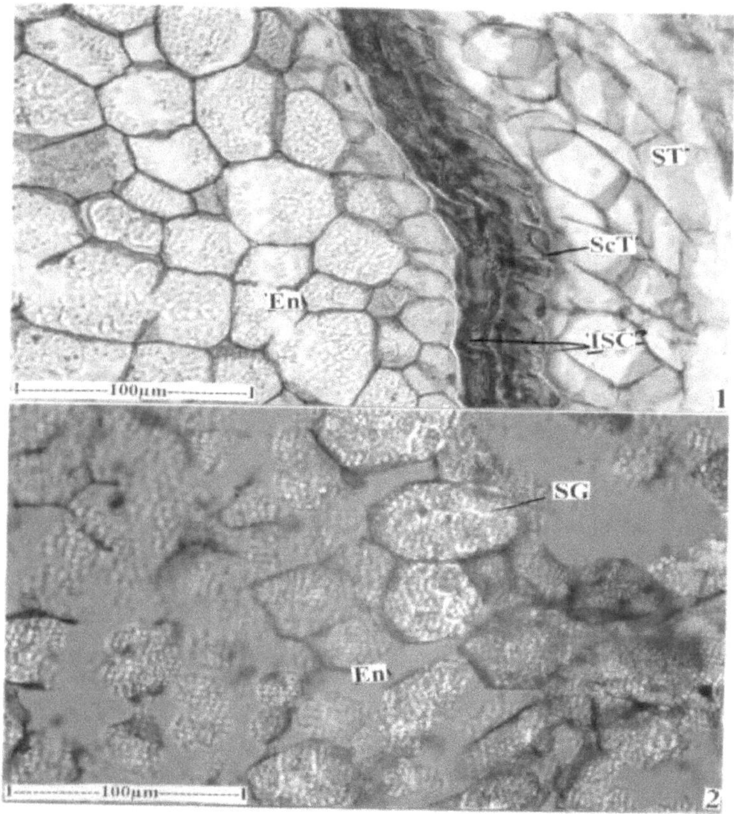

Figura 10.1. Uma secção maior da casca da semente (40X) [En-endosperm; ISC-inner camada da semente; ScT-
tecido sclerenchyma; ST-sarcotesta (camada exterior de semente).
Figura 10.2. Células endosperma vistas sob microscópio polarizado (40X) [En-endosperma; SG- grãos de amido].

MICROSCOPIA DA FRUTA EM PÓ[42]

O pó do spadix exibe três tipos principais de inclusões:

(1) Células endospermais,

(2) EsclERóides em pequenos grupos e

(3) Fragmentos quebrados de perienth.

Células de endosperma

O endosperma partido consiste em células dispersas que são alongadas e de forma rectangular ou quadrada. Estas células têm paredes finas e grandes quantidades de grãos de amido (figura 11.1). Quando coradas com IKI (Iodeto de Potássio de Iodo), as células tornam-se violetas escuras indicando que o conteúdo celular é de amido (figura 11.2). Os grãos de amido são minúsculos e granulares; são do tipo circular e simples (figura 11.3).

Escleróides (Figura 12.1,2)

Os escleróides são abundantes como as células endospermais. São escleróides de braquicardia. Têm forma rectangular a quadrada e paredes lenhificadas espessas. As células aparecem lenhificadas sob a luz polarizada, indicando a presença de lignina nas paredes das células. As paredes das células têm canais estreitos como fossos e lúmen largo que têm cerca de 200- 250 pm de comprimento e cerca de 70-100 pm de largura.

Fragmentos de perienth (Figura 13)

O perienth é uma pétala modificada e não diferenciada em pétala ou sépala. Os pedaços partidos do perienth são frequentemente vistos no pó. Os fragmentos têm células compactas verticalmente oblongas com paredes espessas (figura 13.1). As células são paralelas umas às outras e dispostas longitudinalmente. As celas têm 100 horas de comprimento e 30 horas de largura.

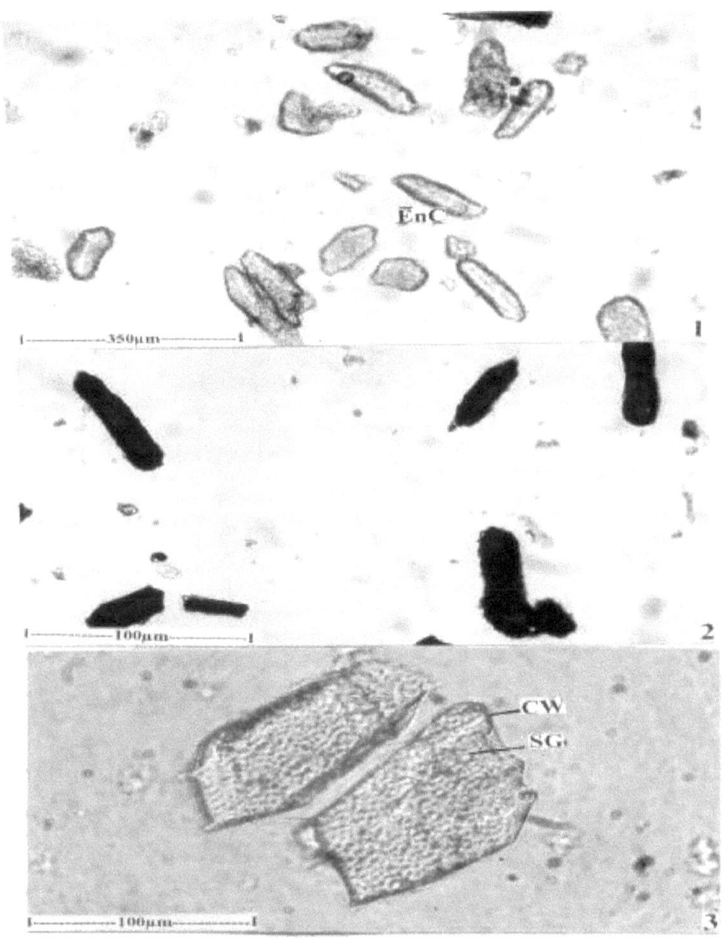

Figura 11.1. Células de endosperma isoladas (10X) [EnC- células de endosperma].
Figura 11.2. Células de endosperma coradas com IKI (40X).
Figura 11.3. Vista ampliada de duas células de endosperma (40X) [parede celular de CW; SG-

starch

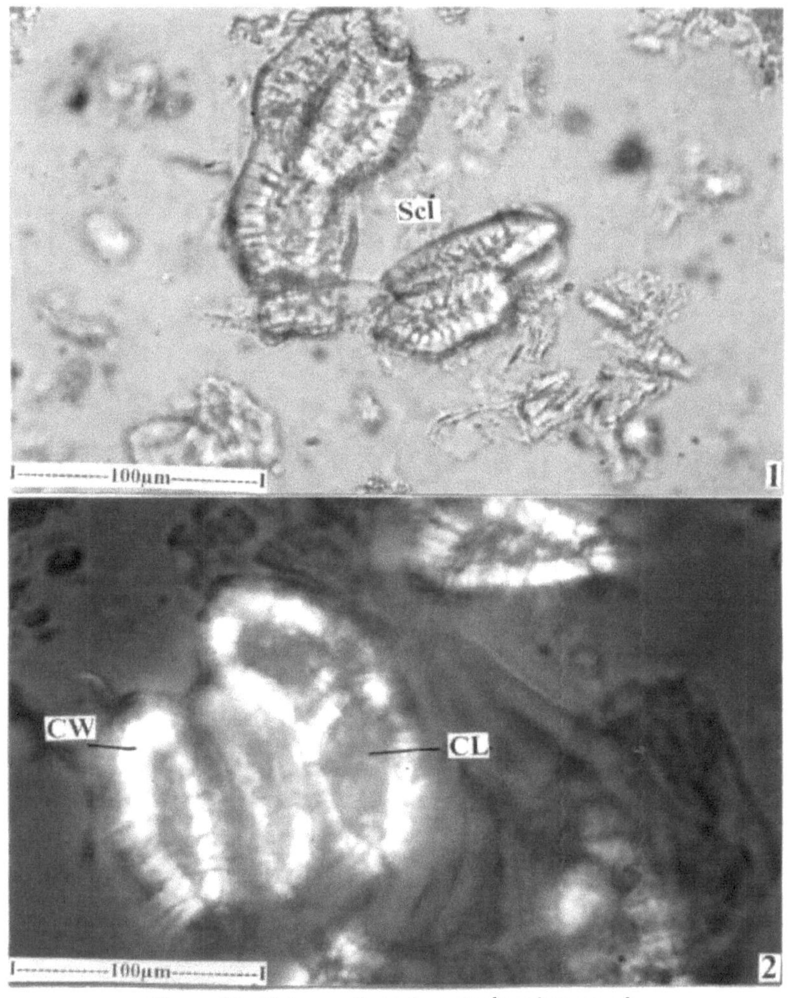

Figura 12. Vista ampliada do esclerênquima no pó.
Figura 12.1. Vista de escleróides sob microscópio luminoso (40X) [Escleróides-cleróides].
Figura 12.2.Vista de escleróides sob o microscópio polarizado (40X) [lúmen de célula CL; parede de célula CW].

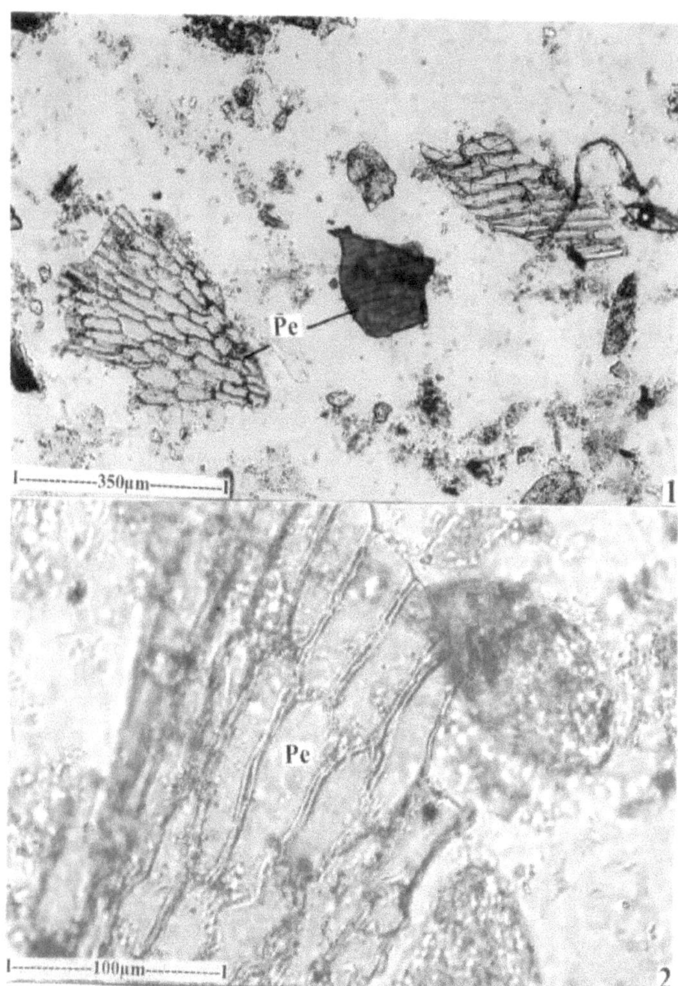

Figure 1.   1. Três fragmentos do perienth (10X) [Pe-perienth].
Figure 2.   2. Vista ampliada das células perienth (40X) [Pe-perienth].

ANÁLISE FÍSICO-QUÍMICA

Os padrões físicos raramente são constantes para drogas brutas, mas devem ser determinados para drogas sempre que necessário, uma vez que podem ajudar na avaliação. Os frutos em pó grossciramente secos ao ar de *Scindapsus officinalis* foram submetidos à seguinte análise:

VALOR ASH VALUE

Este parâmetro pode ser utilizado para a determinação de materiais inorgânicos tais como

25

carbonatos, silicatos, oxalatos e fosfatos. O aquecimento provoca a perda de material orgânico sob a forma de dióxido de carbono, deixando para trás os componentes inorgânicos. O valor das cinzas é uma característica importante de uma droga e com a ajuda deste parâmetro podemos detectar a extensão da adulteração, bem como estabelecer a qualidade e pureza da droga. Há uma diferença considerável nos valores de cinzas de diferentes fármacos, mas a maior parte da diferença varia dentro de limites estreitos no caso do mesmo fármaco. As cinzas insolúveis em ácido consistem principalmente em sílica e cinzas altamente ácidas insolúveis, indicando assim a contaminação com materiais terrosos. A cinza hidrossolúvel é utilizada para estimar a quantidade de elementos inorgânicos.

Determinação das cinzas totais

Cerca de 2 gm de droga bruta seca ao ar foram pesados com precisão numa placa de platina ou sílica alcatroada e foram incinerados a uma temperatura não superior a $450°$ C até estarem isentos de carbono. Foi depois arrefecida e pesada. A percentagem de cinzas foi calculada com referência à droga seca ao ar.

Determinação das cinzas hidrossolúveis

A cinza total foi fervida durante 5 min. com 25ml de água. A matéria insolúvel foi recolhida num cadinho de Gooch ou num papel de filtro sem cinzas. Foi lavada com água quente e inflamada durante 15 min., a uma temperatura não superior a $450°$ C. O peso da matéria insolúvel foi subtraído do peso das cinzas. A diferença no peso da cinza representa a cinza solúvel em água. A percentagem de cinza solúvel em água foi calculada com referência à droga seca ao ar.

Determinação das cinzas insolúveis da Acid

A cinza foi fervida com 25 ml de ácido clorídrico 2M durante 15 minutos. A matéria insolúvel foi recolhida num cadinho de Gooch ou num papel de filtro sem cinzas. Foi lavada com água quente e inflamada. Foi depois arrefecida em dessecadores e pesada. A percentagem de cinza insolúvel em ácido foi calculada com referência a droga seca ao ar.

Determinação das cinzas sulfatadas

Cerca de 2 g de droga em pó foram tomados num cadinho de sílica de peso exacto, inflamados suavemente no início até a substância ser completamente carbonizada e arrefecida. O resíduo humedecido com 1 ml de ácido sulfúrico diluído, aquecido suavemente até que os fumos brancos já não evoluíssem e inflamado a $800° \pm 25°C$ até que as partículas negras desaparecessem. O cadinho permitiu o arrefecimento, poucas gotas de ácido sulfúrico diluído adicionadas e aquecidas. Acendido como antes, permitiu o arrefecimento e pesou. A percentagem de cinza sulfatada foi calculada com referência a droga seca ao ar.

Os resultados foram expressos no quadro 3.

VALORES EXTRACTIVOS[2,3,43]

A quantidade de um extracto que uma droga produz num determinado solvente é frequentemente uma medida aproximada da quantidade de certos constituintes que a droga contém. O fármaco deve ser extraído com diferentes solventes por ordem da sua crescente polaridade para obter os valores correctos e fiáveis. Geralmente o éter de petróleo, álcool e extractos de água são tidos em consideração para a fixação do padrão de uma droga. O extracto de éter de petróleo contém óleo fixo, resina e substâncias voláteis, mas quando o extracto é aquecido a 105° C até peso constante, as substâncias voláteis são volatizadas deixando apenas resina, matérias corantes e óleo fixo. O álcool pode dissolver quase todas as substâncias, mas é geralmente utilizado para determinar o índice extractivo das drogas que contêm glicosídeos, resinas, alcalóides, etc. A água é utilizada para as drogas que contêm substâncias solúveis em água como constituintes principais.

- Extracção de álcool solúvel em álcool.
- Extractivo solúvel em água.
- Extracção de clorofórmio solúvel.

Determinação da extracção de álcool solúvel em álcool

5 gramas do pó foi macerado com 100 ml de álcool do teor especificado num frasco fechado durante 24 horas, sacudindo frequentemente durante 6 horas e permitindo ficar de pé durante 18 horas. Foi filtrado rapidamente tomando precauções contra a perda de álcool e 25ml do filtrado foram evaporados até à secura a 105° C e pesados. A percentagem de álcool solúvel extractivo foi calculada com referência à droga seca ao ar.

Determinação da extractividade solúvel em água

5 gramas do pó foi macerado com 100ml de água num frasco fechado durante 24 horas, sacudindo frequentemente durante 6 horas e permitindo ficar de pé durante 18 horas. Foi filtrado rapidamente tomando precauções contra a perda de álcool e 25ml do filtrado foi evaporado até à secura a 105° C e pesado. A percentagem de extractivo solúvel em água foi calculada com referência à droga seca ao ar.

Determinação da extracção de clorofórmio solúvel

5 gramas do pó foi macerado com 100ml de Clorofórmio num frasco fechado durante 24 horas, agitando frequentemente durante 6 horas e permitindo que ficasse de pé durante 18 horas. Foi filtrado rapidamente tomando precauções contra a perda de álcool e 25ml do filtrado foi evaporado até à secura a 105° C e pesado. A percentagem de extractivo solúvel em

água foi calculada com referência à droga seca ao ar].

Os resultados foram expressos no quadro 3.

DETERMINAÇÃO DA PERDA NA SECAGEM

Este parâmetro é utilizado para a determinação do teor de humidade. A perda na secagem é a perda de peso em %w/w determinada de acordo com o seguinte procedimento: [2,3,43]

Procedimento:

Foi pesada uma garrafa de vidro com rolha que foi seca durante 30 minutos nas mesmas condições para ser utilizada na determinação. A amostra foi colocada dentro da garrafa e o conteúdo foi pesado com precisão. A amostra foi distribuída uniformemente até uma profundidade não superior a 10 mm. A garrafa carregada foi colocada numa câmara de secagem (forno) e a rolha foi removida. A amostra foi seca até peso constante a uma temperatura de 110° C na estufa de cabelo quente.

A percentagem de perda na secagem foi calculada com referência ao fármaco seco ao ar. Os resultados foram expressos no quadro 3.

DETERMINAÇÃO DO TEOR DE FIBRA BRUTA PELO MÉTODO HOLANDÊS[43]

A fibra bruta é o resíduo de tecidos resistentes que pode ser obtido após tratamento do pó vegetal com ácido e álcali diluídos. É útil na distinção entre drogas semelhantes ou na detecção de adulteração. Também ajuda a remover as partes mais resistentes dos órgãos vegetais que podem ser utilizadas para o exame macroscópico.

Procedimento:

Cerca de 2 gramas de pó de droga foram pesadas num copo. Adicionam-se 50 ml de 10% v/v de ácido nítrico, aquecido a ferver com agitação constante cerca de 30 segundos e coado através de pano fino de algodão. O resíduo foi lavado com água a ferver e transferido para um copo. Adicionaram-se 50 ml de solução a 2,5% v/v de hidróxido de sódio ao copo, aquecido a ferver durante 30 segundos com agitação constante, coado e lavado com água a ferver. O resíduo foi transferido para um cadinho limpo e seco e pesado. A percentagem de fibra bruta foi calculada com referência à droga seca ao ar. Os resultados foram expressos no quadro 3.

DETERMINAÇÃO DO ÍNDICE DE ESPUMAÇÃO

Procedimento:

Cerca de 1 g de material vegetal para um pó grosseiro é transferido para um frasco cónico de 500 ml contendo 100 ml de água a ferver. Manter a ebulição moderada durante 30 minutos, arrefecer e filtrar para um balão volumétrico de 100 ml e adicionar água suficiente através do filtro para diluir até ao volume. Verter a decocção em 10 tubos de ensaio com rolhas em porções sucessivas em 1 ml, 2 ml, 3 ml, e ajustar o volume do líquido em cada tubo com água até 10 ml. Parou o tubo e agitou-os num movimento longitudinal durante 15 segundos, dois abanões por segundo. Deixar repousar durante 15 min e medir a altura da espuma. O índice de espumação foi calculado utilizando a fórmula;

$$\text{Foam Index (FI)} = \frac{1000}{A}$$

Onde, A= volume em ml da decocção utilizada para preparar a diluição no tubo onde se observa a formação de espuma a uma altura de 1 cm.

Os resultados foram expressos no quadro 3.

Quadro 3. Normas físico-químicas de *S. officinalis* i Roxb). Fruta Schott

S.No	Parâmetros	Valores (% p/p)
1.	**Valores de cinzas**	
	Cinzas totais	6.29±0.303
	Cinzas ácidas insolúveis	1.797±0.267
	Cinzas solúveis em água	2.218±0.252
	Cinzas solúveis em clorofórmio	4.65±0.312
2.	**Valores Extractivos**	
	Valor extractivo solúvel em álcool	6.844±0.607
	Valor extractivo solúvel em água	9.766±1.044
	Extracção de clorofórmio solúvel	7.12±0.524
3.	**Perda na secagem**	3.524±0.389
4.	**Conteúdo em fibra bruta**	6.661±0.281
5.	**Índice de espumação**	110.52

Os resultados são expressos em média±SD de três valores independentes.

ANÁLISE DE FLUORESCÊNCIA

As características de fluorescência da fruta em pó com diferentes produtos químicos e a diferença foram observadas à luz do dia e à luz ultravioleta. O pó foi tratado com solventes neutros como água e ácidos como o ácido clorídrico IM, 80% ácido sulfúrico, 50% ácido nítrico, 50% feCl.;. solução alcalina como hidróxido de sódio aquoso IN, hidróxido de sódio concentrado e hidróxido de sódio alcoólico IN.

Vários extractos de solventes foram também sujeitos à luz do dia e à luz ultravioleta pelas suas características de fluorescência. Os resultados foram expressos no quadro 4.

Quadro 4 . Características de fluorescência do pó e vários extractos sucessivos do fruto *Scindapsus officinalis* (Roxb.) **Schott.**

S.No.	Reagentes	Luz do dia	Luz UV	
			A 254 nm	A 366 nm
1.	Pó como tal	Amarelo pálido	Amarelo pálido	Amarelo
2.	Drogas em pó + Metanol	Amarelo pálido	Amarelo pálido	Amarelo pálido
3.	Droga em pó + 50% de ácido nítrico	Amarelo	Castanho Escuro	Verde
4.	Droga em pó +1N hidróxido de sódio aquoso	Amarelo pálido	Amarelo pálido	Amarelo esverdeado
5.	Droga em pó + ácido sulfúrico concentrado	Preto acastanhado	Amarelo esverdeado	Preto esverdeado
6.	Droga em pó + 50% ácido sulfúrico	Amarelo esverdeado	Amarelo	Verde-amarelado
7.	Droga em pó + 80% Ácido sulfúrico	Amarelo esverdeado	Amarelo	Verde
8.	Drogas em pó + Água	Amarelo pálido	Amarelo pálido	Amarelo pálido
9.	**Extracto de Solvente**			
i)	Hexano	Castanho	Castanho	Castanho
ii)	Clorofórmio	Castanho	Castanho Pálido	Castanho
Iii)	Acetato de etilo	Castanho	Castanho	Castanho
iv)	50% alcoólico	Castanho	Castanho	Castanho

ANÁLISE ELEMENTAR INORGÂNICA

Os elementos inorgânicos presentes no *Scindapsus officinalis* (Roxb.) Schot. foram avaliados de acordo com o procedimento dado por Khandelwal (2005). As cinzas em pó foram preparadas e 50% v/v de ácido clorídrico ou 50% v/v de ácido nítrico foram adicionados às cinzas, mantidos durante 1 h ou mais e filtrados. O filtrado foi utilizado para determinar a presença ou ausência de cálcio, carbonato, cloreto, ferro, magnésio, nitratos, fosfato, potássio, sódio e sulfato por meio de vários testes químicos. Os resultados foram mencionados no quadro 5. [42]

Quadro 5: Estudo dos elementos inorgânicos da fruta *S. officinalis* (Roxb.) Schott

S. Não.	Elemento	Resultado
1.	Cálcio	+
2.	Carbonato	-
3.	Chloride	+
4.	Ferro de engomar	+
5.	Magnésio	+
6.	Nitratos	-
7.	Fosfato	+
8.	Potássio	+
9.	Sódio	+
10	Sulfato	+

(+) indica para presença, (-) indica para ausência

ANÁLISE DE METAIS EM *SCINDAPSUS OFFICINALIS* (ROXB.) SCHOTT. FRUTOS

O conteúdo metálico da fruta *S. officinalis* (Roxb.) Schottt. foi determinado seguindo o procedimento padrão usando o Espectrofotómetro de Absorção Atómica Varian , modelo No VS 00141 (2004) [Evans L, USP; Evans L, PF]. Os resultados foram expressos no quadro 6. [23,24]

Quadro 6. Análise de metais em pó *de Scindapsus officinalis* (Roxb.) Schott, fruta

S. Não.	Metal	Concentração/100 g de amostra
1.	Arsénico	NIL
2.	Cádmio	NIL
3.	Cálcio	57,8 mg
4.	Chloride	41,8 mg
5.	Crómio	0.2101 mcg
6.	Cobre	0,343 mcg
7.	Iodo	NIL
8.	Ferro de engomar	12,12 mg
9.	Chumbo	0,2088 mg
10.	Magnésio	18,11 mg
11.	Manganês	0.891 mcg
12.	Mercúrio	NIL
13.	Níquel	NIL
14.	Fósforo	0,1211mg
15.	Potássio	8,012 mg
16.	Selénio	0,0891 mcg
17.	Sódio	23,21 mg
18.	Enxofre	NIL
19.	Lata	NIL
20.	Vanadium	NIL
21.	Zinco	0,1021 mg

CAPÍTULO III

PROCESSO DE EXTRACÇÃO

Os frutos eram secos à sombra e grosseiramente pulverizados. Cerca de 300 gm de droga em pó foram extraídos sucessivamente por método de maceração a frio com diferentes solventes de polaridade crescente, isto é, hexano, clorofórmio, acetato de etilo e etanol a 50%. Após 72 hrs de maceração, foi filtrado. O bagaço era seco cada vez antes da extracção com o solvente seguinte. Após a extracção completa, os extractos foram concentrados por destilação do solvente e depois evaporados até à secura em banho de água. A cor dos extractos foi observada e o rendimento percentual foi calculado com base na secagem ao ar. Os resultados foram expressos no quadro 7.[31,47]

Quadro 7. Rendimento percentual de extractos sucessivos de frutos *Scindapsus officinalis*

Tipo de Extracto Sucessivo	Cor	Percentagem de rendimento
Extracto de hexano	Castanho	1.323%
Extracto de clorofórmio	Castanho	2.26%
Extracto de acetato de etilo	Castanho	0.38%
50% Extracto etanólico	Castanho	2.256%

TELEMUNICAÇÃO FITÓQUIMICA PRELIMINAR[32,48,62]

Os extractos foram submetidos a um rastreio fitoquímico preliminar qualitativo para identificação dos constituintes fitoquímicos e os resultados foram expressos no quadro 8.

1. Testes para Alcalóides

Teste de Mayer

Tomou-se uma pitada de extractos secos e adicionaram-se 2 ml de ácido clorídrico diluído, misturado e filtrado. Ao filtrado, foram adicionadas uma ou duas gotas de reagente de Mayer. O extracto de acetato de etilo mostrou a formação de precipitado de cor creme devido à presença de alcalóides. Os extractos de hexano, clorofórmio e etanol (50%) não mostraram precipitado indicando a ausência de alcalóides.

Teste de Dragendorffs

Uma pitada de extractos secos foi tomada e tratada com 2 ml de ácido acético a 2%, misturado cuidadosamente e filtrado. Ao filtrado foram adicionadas 2 gotas de reagente de

Dragendorff. O extracto de acetato de etilo mostrou a formação de precipitado castanho-alaranjado devido à presença de alcalóides. Os extractos de hexano, clorofórmio e etanol (50%) não mostraram precipitado indicando a ausência de alcalóides.

Teste de Hager

Uma pitada de extractos secos foi tomada e tratada com uma gota de reagente de Hager. O extracto de acetato de etilo mostrou a formação de precipitado amarelo devido à presença de alcalóides. Os extractos de hexano, clorofórmio e etanol (50%) não mostraram precipitado indicando a ausência de alcalóides.

Teste de Wagner

Uma pitada de extractos secos foi tomada e tratada com uma gota de reagente de Wagner. O extracto de acetato de etilo mostrou a formação de precipitado castanho devido à presença de alcalóides. Os extractos de hexano, clorofórmio e etanol (50%) não mostraram precipitado indicando a ausência de alcalóides.

2. TESTES PARA AÇÚCARES E HIDRATOS DE CARBONO

Teste de Molish

Uma pequena quantidade de extractos foi dissolvida separadamente em 4 ml de água destilada e filtrada. O filtrado foi tratado com 2-3 gotas de solução alcoólica a-naptal a 1% e foram adicionados 2 ml de ácido sulfúrico concentrado dos lados do tubo de ensaio. A ausência de anel castanho najunção de dois líquidos mostrou a ausência de hidratos de carbono em todos os extractos.

3. TESTES PARA GLICOSÍDEOS

Teste de antrazão

Uma pitada de extractos foi tomada num vidro de relógio e foram adicionadas 2 gotas de álcool para dissolver o extracto. Uma quantidade igual de antrona foi adicionada e misturada cuidadosamente e seca. Depois foi adicionada uma gota de ácido sulfúrico concentrado, espalhada numa película fina com uma vareta de vidro num vidro de relógio e aquecida sobre a água do banho. O extracto de clorofórmio mostrou a formação de uma cor verde escura devido à presença de glicosídeos.

Os extractos de hexano, acetato de etilo e etanol (50%) não mostraram a cor verde escuro indicando a ausência de glicosídeos.

Teste para antroquinona glicósidos

Teste do Borntrager

Uma pitada dos extractos foi fervida com ácido sulfúrico diluído, filtrada enquanto quente e o filtrado foi extraído com solvente como o benzeno. Foi bem agitado e a camada orgânica foi separada e a este volume igual de amoníaco diluído foi adicionado. A ausência de cor rosa rosa rosa na camada de amónia indicava a ausência de glicosídeo antraquinona em todos os extractos.

Teste para glicosídeos cardíacos

Teste legal

Os extractos foram hidrolisados durante algumas horas num banho de água. O hidrolisado foi adicionado com 2 ml de piridina, solução de nitroprussiato de sódio e foi feito alcalinizado com solução de hidróxido de sódio. A ausência de cor laranja mostrou a ausência de glicosídeo cardíaco em todos os extractos.

4. TESTES DE PROTEÍNAS

Uma pequena quantidade de extractos foi dissolvida em poucos ml de água e submetida ao seguinte teste:

Teste de Biureto

À solução de extracto foram adicionadas poucas gotas de reagente Biuret (1% CuSO4 e 10% NaOH), 1 gota de solução de sulfato de cobre e 10 gotas de solução de hidróxido de sódio. A ausência de cor púrpura ou violeta mostrou a ausência de proteínas em todos os extractos.

Teste do Milhão

Poucas gotas de reagente de Milhão foram adicionadas à solução de extracto. A ausência de cor castanha avermelhada mostrou a ausência de proteínas em todos os extractos.

Teste Xanthoproteic

Uma pequena quantidade do resíduo de teste foi tomada com 2ml de água e 0,5ml de ácido nítrico concentrado foi adicionado a ele. A ausência de cor amarela indicava a ausência de proteínas em todos os extractos.

5. TESTE PARA AMINOÁCIDOS

Teste de Ninhydrin

Aos extractos foram adicionadas poucas gotas de reagente de Ninidrina. A ausência de cor púrpura mostrou a ausência de aminoácidos em todos os extractos.

6. TESTE DE SAPONINA

Teste de espuma

Cerca de 1 ml dos extractos foi diluído separadamente com água destilada até 20 ml e agitado num cilindro graduado durante 15 minutos. 50% de extracto etanolico mostrou formação de espuma devido à presença de saponina. Extractos de hexano, clorofórmio e acetato de etilo não mostraram formação de espuma, indicando a ausência de saponina.

7. TESTE PARA FLAVONÓIDES

Teste de Shinoda

Uma pitada dos extractos secos foi dissolvida em etanol, misturada cuidadosamente e filtrada. Ao filtrado, um pedaço de metal de Magnésio e con. Foi adicionado ácido clorídrico e aquecido. Tanto o acetato de etilo como os extractos 50% etanolicos mostraram a formação de cor magenta devido à presença de flavonóides. Hexano, o extracto de clorofórmio não mostrou formação de cor magenta indicando a ausência de flavonóides.

8. TESTES PARA COMPOSTOS FENÓLICOS

Teste de solução de cloreto férrico

Os extractos foram tomados em água e aquecidos; a esta solução de cloreto férrico foram adicionados 2ml. Tanto o acetato de etilo como os extractos 50% etanolicos mostraram a formação de uma cor verde devido à presença de compostos fenólicos. Os extractos de hexano e clorofórmio não mostraram a cor verde, indicando a ausência de compostos fenólicos.

Teste de solução de acetato de chumbo

Aos extractos (2ml) de solução de acetato de chumbo foi adicionado separadamente. Tanto o acetato de etilo como os extractos 50% etanolicos mostraram a formação de precipitado devido à presença de compostos fenólicos. Os extractos de hexano e clorofórmio não mostraram a formação de precipitado indicando a ausência de compostos fenólicos.

9. TESTES PARA TANINOS

Uma pitada dos extractos secos foi dissolvida em etanol, misturada cuidadosamente e filtrada. O filtrado é testado quanto à presença de taninos através do seguinte teste;

Cloreto *férrico*

Ao filtrado foi adicionada solução de cloreto férrico diluído. O extracto etanolico a 50% mostrou a formação de precipitado azul esverdeado devido à presença de taninos. Extractos de hexano, clorofórmio e acetato de etilo não mostraram a formação de cor indicando a ausência de taninos.

Acetato de chumbo

À solução de acetato de chumbo filtrado foi adicionado (10%). 50% de extracto etanolico mostrou a formação de precipitado de cor branca devido à presença de taninos. Os extractos de hexano, clorofórmio e acetato de etilo não mostraram precipitado de cor branca indicando a ausência de taninos.

Solução de gelatina

Ao filtrado foi adicionado 1% de solução de gelatina contendo 10% de cloreto de sódio. 50% de extracto etanolico mostrou a formação de precipitado de cor branca devido à presença de taninos. Os extractos de hexano, clorofórmio e acetato de etilo não mostraram precipitado indicando a ausência de taninos.

10. TESTE PARA TERPENÓIDES

Teste de Sailer (ou) Teste de Salkowski

Tomou-se uma pitada de extracto seco num tubo de ensaio e adicionou-se um pouco de Tinfoil e 0,5 ml de cloreto de tionilo. Foi aquecido suavemente. O extracto de clorofórmio mostrou a formação da cor rosa devido à presença de terpenóides. Extractos de hexano, acetato de etilo e álcool (50%) não mostraram a cor rosada indicando a ausência de terpenóides.

11. DETECÇÃO DE ÓLEOS E GORDURAS FIXOS

Teste pontual

Uma pequena quantidade de vários extractos foi prensada separadamente entre dois papéis de filtro. O extracto de hexano mostrou a mancha de óleo no papel devido à presença de óleo fixo, enquanto os extractos de clorofórmio, acetato de etilo e álcool (50%) não mostraram mancha de óleo no papel de filtro indicando a ausência de óleos e gorduras.

12. TESTES PARA ESTERÓIDES

Teste de Burchard de Liebermann

Os extractos foram dissolvidos em 2 ml de clorofórmio e 10 gotas de anidrido acético, foram adicionadas 2 gotas de ácido sulfúrico concentrado. O extracto de clorofórmio mostrou a formação de cor verde devido à presença de fitoesteróis. Os extractos de hexano, acetato de etilo e álcool (50%) não mostraram cor verde indicando a ausência de fitoesteróis.

Teste Salkowski

Um pouco dos extractos foi tratado com poucas gotas de ácido sulfúrico concentrado. A camada inferior do clorofórmio mostrou cor vermelha devido à presença de esteróides. Os extractos de hexano, acetato de etilo e álcool (50%) não mostraram cor vermelha, indicando a ausência de esteróides.

Quadro 8. Rastreio fitoquímico preliminar de vários extractos (Obtido por extracção sucessiva com solvente de frutos officinalistas *de Scindapsus.*

Teste químico	Extractos sucessivos			
	Extracto de hexano	Extracto de clorofórmio	Extracto de acetato de etilo	50% de extracto de etanol
Alcaloides				
Teste de Mayer			+	
Teste de Dragendorff	-	-	+	-
Teste de Hager	■	■	+	■
Teste de Wagner	-	-	+	-
Hidratos de carbono				
Teste de Molish				
Glycosides				
Teste de antrazão		+		
Teste do Borntrager	■	■	■	■
Teste legal	-	-	-	-
Proteínas				
Teste de Biureto				
Teste do Milhão	-	-	-	-
Teste Xanthoproteic	-	-	-	-
Aminoácidos				
Teste de Ninhydrin	-	-		-
Saponins				
Teste de espuma				+
Flavonóides				
Teste de Shinoda			+	+
Compostos fenólicos				
Teste do cloreto férrico			+	+
Teste de Solução de LeadAcetateSolution	-	-	+	+
Taninos				
Teste do cloreto férrico				+
Teste de acetato de chumbo	-	-	-	+
Teste de solução de gelatina	-	-	-	+
Terpenoides				
Noller's (ou) Salkowski		+		
Teste				
Teste de óleo e gorduras Spot	+			
Esteróides				
Teste de Burchard de Liebermann		+		
Teste Salkowski		+		

(+) indica presente, (-) indica ausente

ESTIMATIVA DE FITOCONSTITUINTES[55]

Determinação dos Flavonóides Totais

O teor total de flavonóides nos frutos secos da planta foi estimado por método espectroscópico. (Espectrómetro Perkin-Elmer UV-Vis Lambda 16 (Alemanha). O material vegetal em pó seco (10 gm) foi extraído por mistura contínua em 100 ml de etanol a 70%, 24 horas à temperatura ambiente. Após filtração, o etanol foi evaporado até que a água permanecesse. A fase de água foi subsequentemente extraída com acetato de etilo. O extracto foi seco sobre sulfato de sódio anidro, filtrado e concentrado sob vácuo até uma concentração de 1 gm/ml de extracto. Foram ainda diluídos com acetato de etilo para obter soluções de 0,01 gm/ml. Cerca de 10 ml da solução foram transferidos para um balão volumétrico de 25 ml, 1 ml de 2% AlCl3 foi adicionado e a solução foi enchida até ao volume com ácido metanol-acético e mantida de lado durante 30 min. A absorvância foi medida a 390 nm contra a mesma solução, sem que o AICI3 estivesse em branco. A luteolina foi utilizada para construir a curva de calibração na gama de concentrações 1,0-10,0 pg/ml.

Determinação do conteúdo de tanino

A amostra em pó (2 gm) foi extraída com 100 ml de água destilada durante cerca de 24 horas à temperatura ambiente. Após 24 hrs, a mistura foi filtrada, seguida da adição de 5 ml de solução saturada de acetato de chumbo que precipita os taninos como bronzeado de chumbo e o precipitado foi lavado com água e seco. O bronzeado de chumbo obtido foi suspenso em etanol, aquecido e decomposto por borbulhagem em gás H2S. O precipitado negro de sulfureto de chumbo foi removido por filtração e o filtrado foi concentrado sob pressão reduzida. Ao resíduo, foram adicionados e filtrados 25 ml de solução de acetato cúprico a 1%. O precipitado obtido foi lavado, seco e incinerado numa mufla, mantendo todo o material em cadinho de sílica e pesado como óxido cúprico. O teor de tanino foi calculado através da seguinte fórmula.

Conteúdo de tanino=Ax305/ peso do medicamento tomado

Onde, A = Peso do resíduo. As saídas foram relatadas no quadro 9.

Quadro 9. Estimativa de fitoconstituintes

S.No.	Parâmetro	Valor%
1	Conteúdo total de flavonóides	1.27
2	Conteúdo de tanino	4.12

CROMATOGRAFIA EM COLUNA

O termo "cromatografia em coluna" é utilizado hoje em dia para se referir aos métodos em que a separação se realiza dentro de uma coluna embalada. O material de embalagem na fase estacionária é sólido com capacidade adsorvente. Uma fase líquida móvel é utilizada como eluente.

Coluna

A coluna é geralmente um tubo de vidro ou de aço inoxidável afunilado na parte inferior e frequentemente munido de uma parte superior. Uma relação padrão de comprimento para diâmetro >40:1 deve ser tomada como padrão. Este tubo em geral com cerca de 20-30 cm de comprimento e diâmetro interno de 2-3 cm mantém uma capacidade de adsorção de 50-100gm e retém várias gramas de adsorção. Em geral, a cromatografia em coluna é realizada à temperatura ambiente sob a condição de vazio.

1. A coluna deve ser seca.
2. O gel de sílica deve ser isento de humidade, outros devem ser desactivados, efectuando a separação desejada.
3. A fracção deve ser feita de solvente de preferência utilizando um evaporador fino.
4. O solvente a ser utilizado na coluna deve estar completamente seco.
5. É admirável recolher uma pequena fracção quando se sente que o composto começou a eluir.

Requisitos de fase estacionária

1. Deve ter uma forma esférica e um tamanho uniforme.
2. A sua estabilidade mecânica deve ser suficiente para apresentar a formação de pó que pode ser depositado nos canais da embalagem.
3. Não deve reagir quimicamente nem com o solvente eluente nem com o composto solvente.

Embalagem de Coluna

Embalagem húmida

Neste método, o adsorvente é misturado com a fase móvel num copo e embalado em coluna. A fase estacionária instala-se uniformemente na coluna. Não há entalamento de bolhas de ar e rachaduras na coluna. A separação da banda é uniforme. Esta é uma técnica ideal para a separação.

As misturas de solvente são dissolvidas em volume mínimo de solvente que é utilizado como agente eluente.

SEPARAÇÃO CHROMATOGRÁFICA[31],[32]

Cromatografia de coluna de copounds de separação dos extractos 50% etanólicos do fruto *Scindapsus officinalis*

Cerca de 13gm de 50% de extracto etanolico foi cromatografado individualmente sobre (60-120) mesh de sílica gel utilizando solventes purificados e as suas misturas em várias proporções, por ordem da sua crescente polaridade utilizando solventes i.e. hexano, clorofórmio, acetato de etilo, etanol e água. Três fracções foram recolhidas e evaporadas para obter resíduos pegajosos castanhos. O rendimento do composto A, B e c foi encontrado em 35,23 mg, 24,4 mg e 28,11 mg respectivamente. Os resíduos obtidos foram submetidos a análise espectral como UV, IR,^{X} H NMR,^{13} C NMR e espectroscopia de massa.

CARACTERIZAÇÃO DE COMPOSTOS ISOLADOS

A análise espectral dos compostos A, B e C foram mencionados abaixo;

CARACTERIZAÇÃO DO COMPOSTO A

IRv^{KBr} cm^{-1}

O espectro IR do composto A foi obtido utilizando o espectrómetro Perkin-Elmer UV-Vis Lambda 16 (Alemanha). **A figura 14** mostrou a presença dos seguintes grupos;

2962 cm^{-1} (estiramento C-H)

1715 cm^{-1} (Carbonyl carbonyl carbon)

1443 cm^{-1} (Dobra C-H)

1095, 1022 & 928 cm^4 (Insaturação)

Espectroscopia UV

O espectro UV apresentou dois grandes picos de absorção entre 350- 380 nm (Banda I) e entre 200-220 nm (Banda II) mostrando a presença de átomo hetero com dupla ligação (n- л*) e a presença de átomohetero com saturação (n-o*) no composto respectivamente **(Figura - 15).**

Espectroscopia NMR

O ID NMR (^{13} C NMR e^X H NMR) foi realizado num espectrómetro Varian INOVA 600 **(Figura 16a & 16b)** e os resultados foram mencionados na tabela 10.

Quadro 10. Dados NMR do Composto A

S. Não.	Sinais em ^{13} C NMR	Sinais em 'H NMR (δ)	Atribuição
1.	166.275	—	Carbono carbonilo
2.	148, 144.7, 143.14, 138, 131, 125, 122, 121, 119	7,4 a 6,5	Carvões não saturados e aromáticos
3.	108, 107, 105, 101.3, 100.688	—	Carboneto ligado ao átomo de azoto e oxigénio
4.	43.16, 43.05, 34, 34.01, 26.5, 25.5, 24.1	1.7 a 3.58	Carbões de metileno

Espectroscopia de massa

A espectrometria de massa ESI de alta resolução (HR-ESI-MS) foi realizada num espectrómetro JEOL GCmate **(Figura 17)**. O espectro de massa de impacto electrónico mostrou o pico M + 1 a m/z 274.681 aproximadamente comparável com o composto autêntico Piperine (285.34). Os outros fragmentos principais foram registados a m/z 254.4603, 214.8739, 177.2411, 142.2849 e 89.6805 no que diz respeito à figura 17. O resto dos picos deveu-se às impurezas.

Estrutura provável

Com base na observação anterior, a estrutura possível foi proposta como piperina para o composto A.

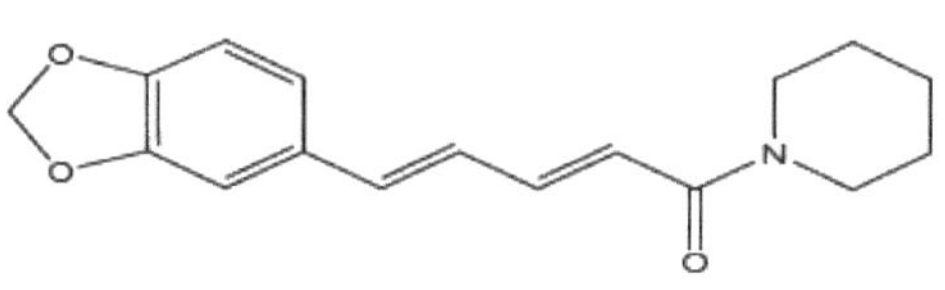

Figura 18. Possível estrutura do Composto A

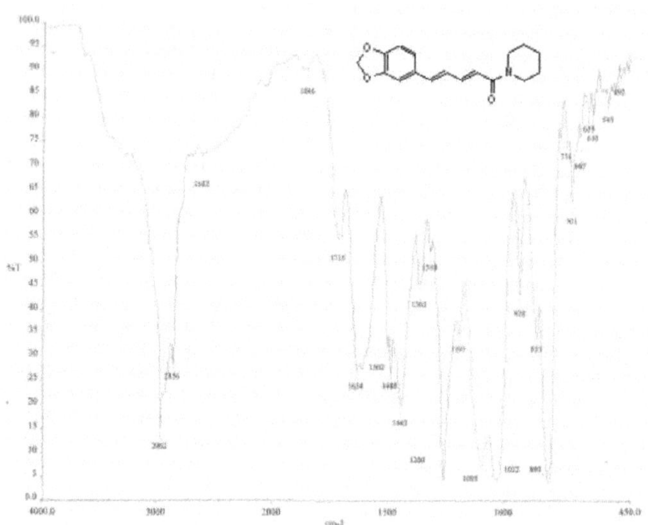

Figura 14. Espectros de infravermelhos do composto A

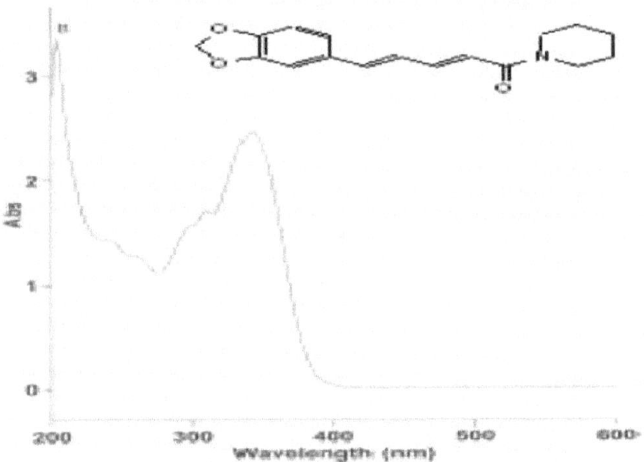

Figura 15. Espectros UV do composto A

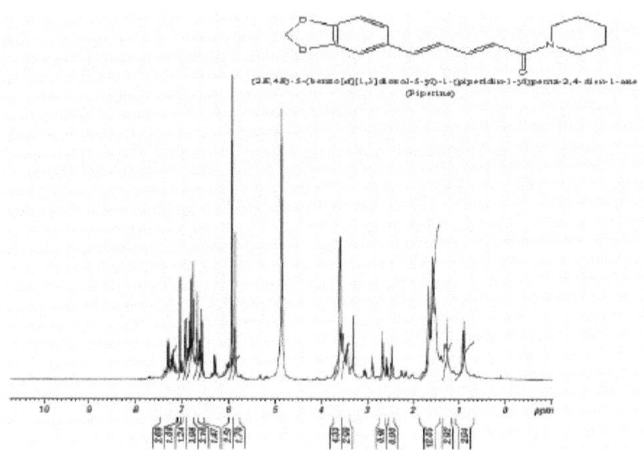

Figura 56a. Espectros de IH NMR do composto A

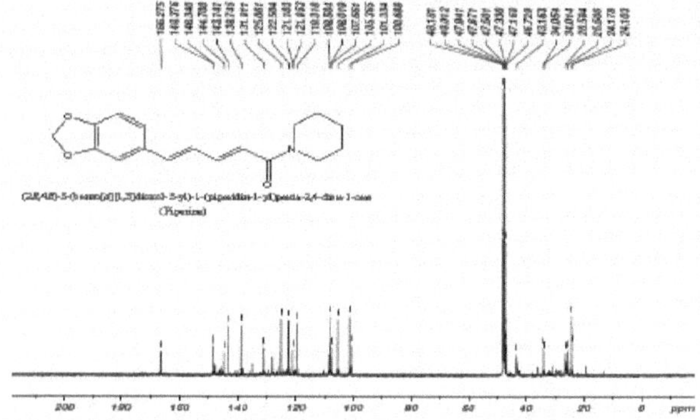

Figura 16b. ^{13}C Espectros de RNM do composto A

45

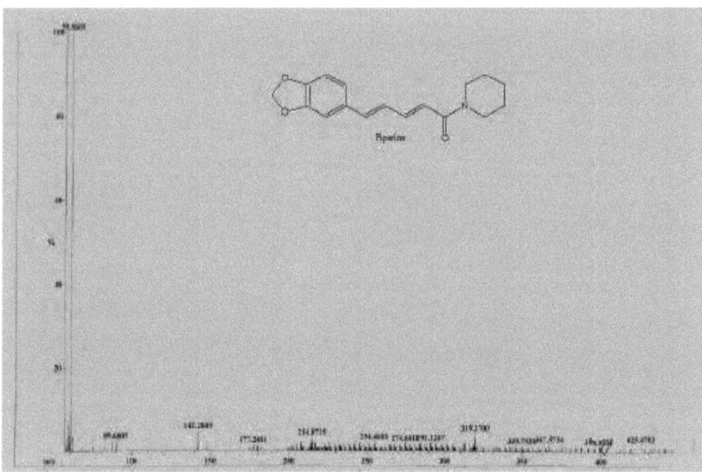

Figura 17. Espectros de massa do composto A

CARACTERIZAÇÃO DO COMPOSTO B

IR v^{KBr} cm $^{-1}$

O espectro IR do composto B foi obtido utilizando o espectrómetro Perkin-Elmer UV-Vis

Lambda 16 (Alemanha). A **Figura 19** mostrou a presença dos seguintes grupos;

3358 cm^{-1} (-OH sinal largo do grupo)

1663 cm^4 (grupo Keton carbonyl)

1444 cm^4 (Dobra C-H)

1040 cm^4 (Insaturação)

Espectroscopia UV

O espectro UV apresentou dois picos de absorção principais entre 260-280 nm (Banda I) e

entre 200-205 nm (Banda II) mostrando a presença de dupla ou tripla ligação (л-л*) e a

presença de átomohetero com saturação (n-o*) no composto respectivamente **(Figura 20).**

Espectroscopia NMR

O ID NMR (^{13} C NMR e^{X} H NMR) foi realizado num espectrómetro Varian INOVA 600

(Figura 21a & 21b) e os resultados foram mencionados na tabela 11.

Quadro 11. NMR Data of Compound B

S. Não.	Sinais em ^{13} C NMR	Sinais em 'H NMR(S)	Atribuição
1.	143.927	6,8 a 5,9	Carbono insaturado
2.	122.98		
3.	61,13 a 72,411	4.9 a 3.2	Carbono com grupo -OH
4.	47.855, 19.94 a 38.96	2,9 a 1,2	Carbono de metileno

Espectroscopia de massa

A espectrometria de massa ESI de alta resolução (HR-ESI-MS) foi realizada num espectrómetro JEOL GCmate **(Figura 22).** O espectro de massa de impacto electrónico mostrou o pico M^{+} (ião molecular) em m/z 214.9427 e 87.69 aproximadamente comparável com ácido ascórbico composto autêntico (176.13) e glicerina (92.10). O pico de base (100%) foi em m/z 59,9669. O resto dos picos deveu-se às impurezas.

Estrutura provável

Com base na observação anterior, a estrutura possível foi proposta como mistura de Glicerina e ácido ascórbico para o composto B.

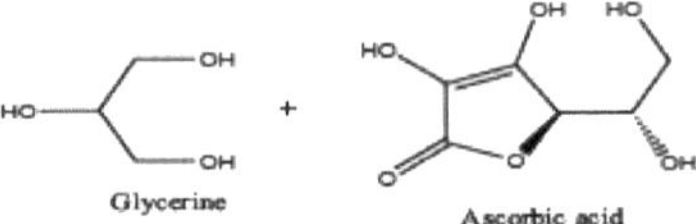

Figura 23. Possíveis estruturas de Composto B

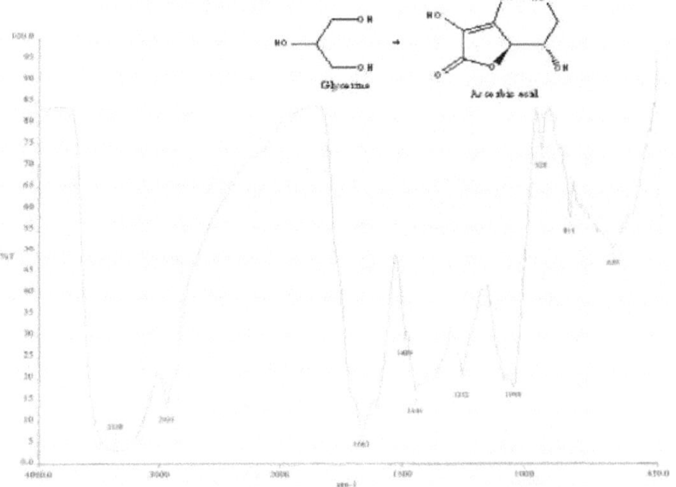

Figura 19. Espectros de infravermelhos do composto B

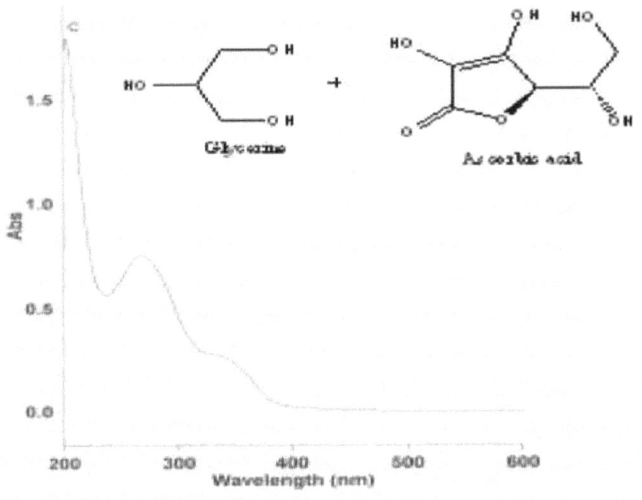

Figura 20. Espectros UV do composto B

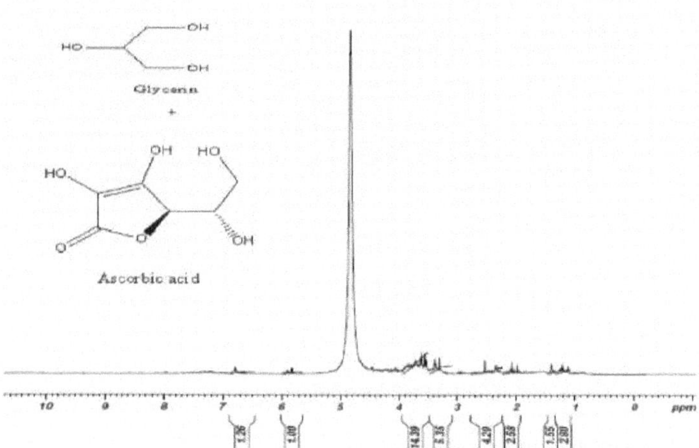

Figura 21a. Espectros H NMR do composto B

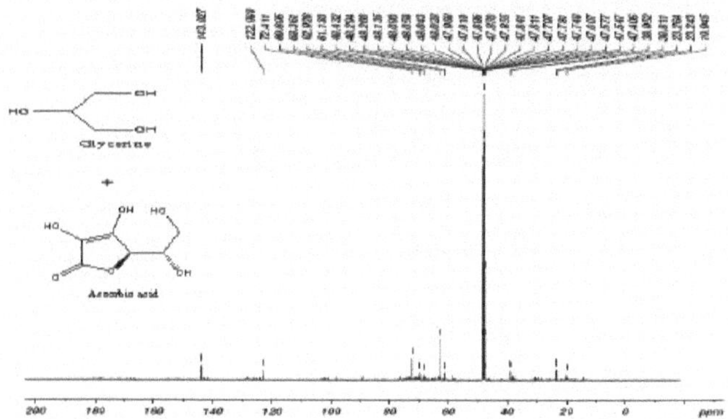

Figura 21b. ^{13}Espectros C NMR do composto B

49

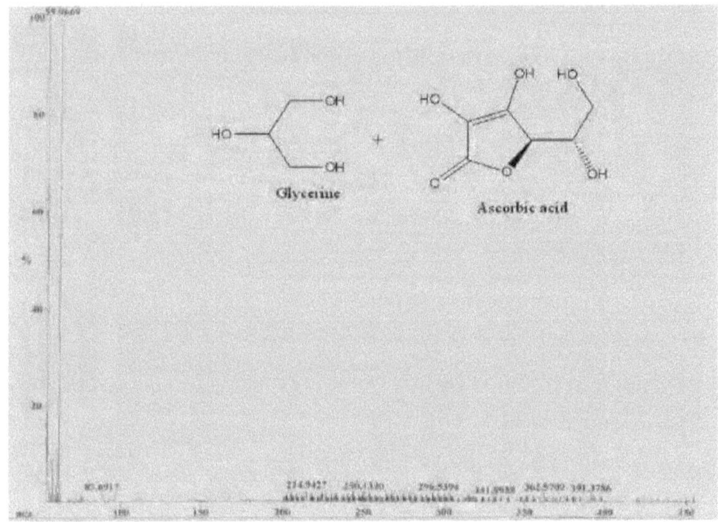

Figura 22. Espectros de massa do composto B

CARACTERIZAÇÃO DO COMPOSTO C

IR v^{KBr} cm $^{-1}$

O espectro IR do composto C foi obtido utilizando o espectrómetro Perkin-Elmer UV-Vis Lambda 16 (Alemanha). A **Figura** 24 mostrou a presença dos seguintes grupos;

3358 cm^4 (-OH banda larga do grupo)

1661 cm^4 (Faixa cetónica carbonil afiada)

1419 cm^4 (flexão C-H)

1076 cm^4 (Usaturação)

Espectroscopia UV

O espectro UV exibiu apenas um pico de absorção entre 200-210 nm (Banda I) mostrando a presença do átomo do hétero com saturação (n-o*) no composto **(Figura 25).**

Espectroscopia NMR

O ID NMR (^{13} C NMR e^X H NMR) foi realizado num espectrómetro Varian INOVA 600 **(Figura 26a & 26b)** e os resultados foram mencionados na tabela 12.

Talbe 12. NMR Data of Compound B

S. Não.	Sinais em ^{13}C NMR	Sinais em 'H NMR (δ)	Atribuição
1.	143,6e 123,0	6,8 a 5,9	Carvões não saturados
2.	69,7 a 62,9	4.9 a3.2	Carbono com grupo OH
3.	47,8 a 19,9	2,9 a 1,3	Carbono de metileno

Espectroscopia de massa

A espectrometria de massa ESI de alta resolução (HR-ESI-MS) foi realizada num espectrómetro JEOL GCmate **(Figura 27)**. O espectro de massa de impacto de electrões mostrou o pico M^+ (ião molecular) a m/z 180 comparável com ácido ascórbico composto autêntico (176,13). O pico de base (100%) foi a m/z 59,9669. Os outros fragmentos principais foram registados a m/z são 147,2351 em relação à **figura 27**. O resto dos picos foi devido às impurezas.

Estrutura provável

Com base na observação anterior, a estrutura possível foi proposta como ácido ascórbico para o composto C.

(Ácido ascórbico)

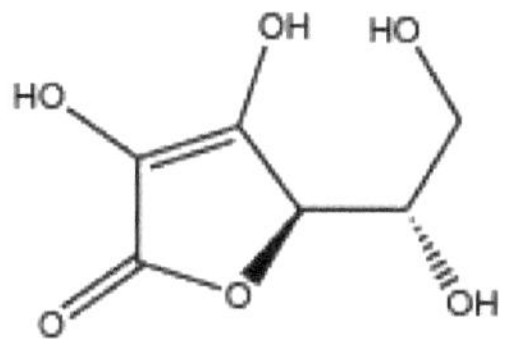

(*R*)-5-((*S*)-1,2-dihydroxyethyl)-3,4-dihydroxyfuran-2(5*H*)-one

Figura 28. Possível estrutura do Composto C

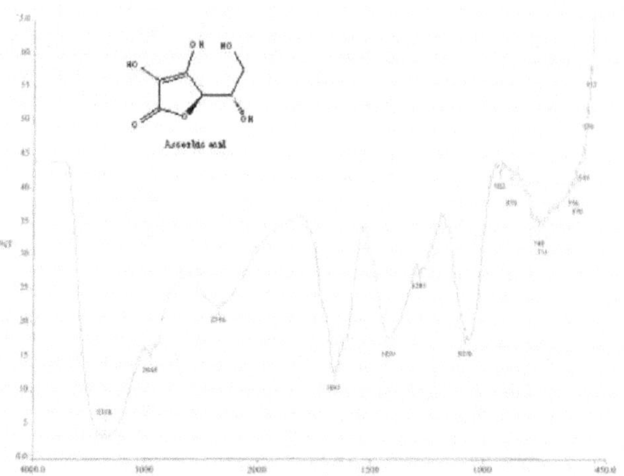

Figura 24. Espectros de infravermelhos do composto C

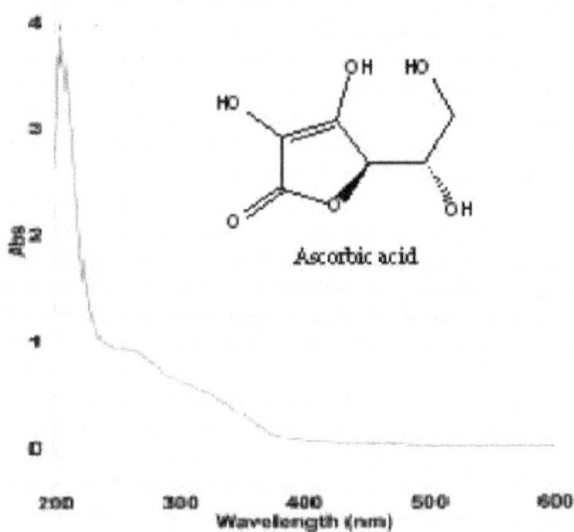

Figura 25. Espectros UV do composto C

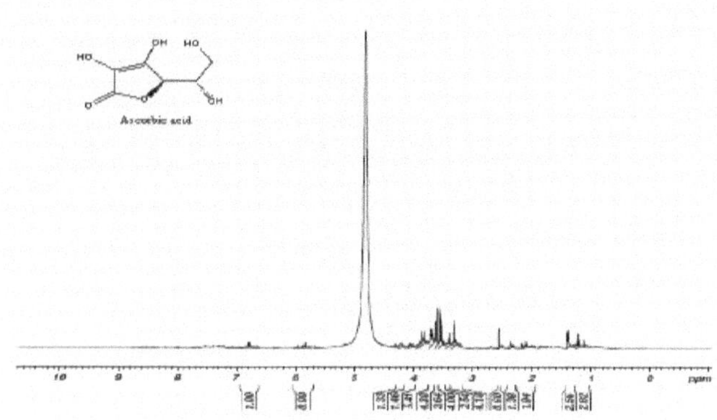

Figura 26a. Espectros H NMR do composto C

43

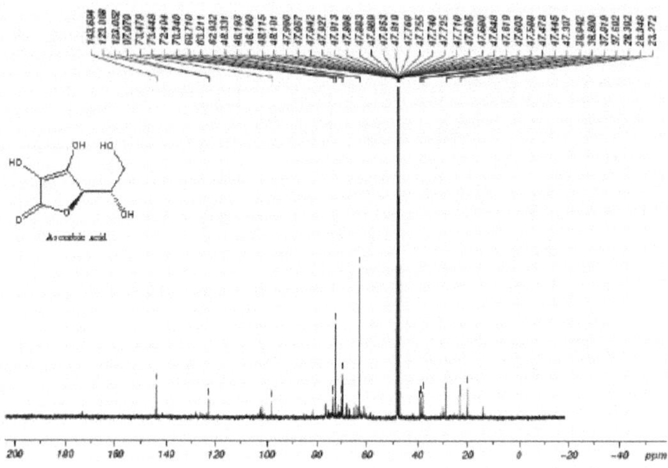

Figura 26b. ^{13}Espectros C NMR do composto C

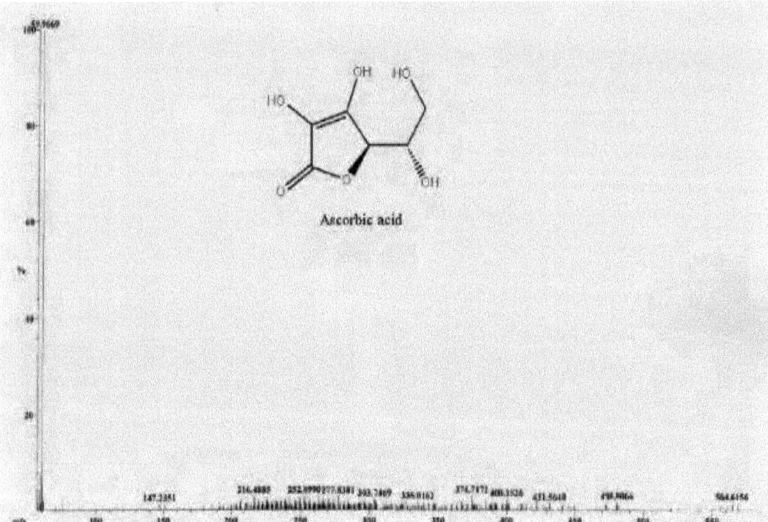

Figura 27. Espectros de massa do composto C

CAPÍTULO IV

RASTREIO FARMACOLÓGICO

ESTUDO DE TOXICIDADE AGUDA[23]

Protocolo experimental

O estudo de toxicidade aguda foi realizado utilizando ratos albinos Wister de ambos os sexos, pesando cerca de 25-30g. Este estudo foi realizado de acordo com as directrizes da OCDE (Organização para a Cooperação e Desenvolvimento Económico)-423. Os animais foram mantidos num ambiente de temperatura controlada (23 ± 2°C) a 12 horas de ciclo luz/obscuridade. Todos os protocolos foram realizados em conformidade com o Comité Institucional de Ética Animal (IAEC, Reg. No.290 / CPCSEA / datado de 6-10-09) do Colégio de Farmácia de Vel. No estudo, o efeito da droga foi avaliado numa dose única. Os animais foram divididos em 4 grupos (n=6):

Grupo I (Controlo): recebeu 2% CMC (veículo).

Grupo II: recebeu extracto de clorofórmio do fruto *Scindapsus officinalis* (CESOF) suspenso em 2% CMC a uma dose de 2000 mg/kg de peso corporal por via oral.

Grupo III: recebeu extracto de acetato de etilo do fruto *Scindapsus officinalis* (EAESOF) suspenso em 2% CMC a uma dose de 2000 mg/kg de peso corporal por via oral.

Grupo IV: recebeu 50% de extracto etílico do fruto *Scindapsus officinalis* (EESOF) suspenso em 2% CMC a uma dose de 2000 mg/kg de peso corporal por via oral.

Procedimento

Os animais foram jejuados durante a noite com água ad libitum e a comida foi retida durante 3-4 horas após a administração oral da droga. Os princípios dos cuidados com os animais de laboratório foram seguidos. Os animais foram observados continuamente durante uma hora e observados durante 24 horas após a administração do fármaco teste para quaisquer alterações no comportamento geral, como o estado de alerta,

Foram observadas agressividade, grooming, aperto, resposta ao toque, tremores, respiração ou outras actividades fisiológicas como convulsão, lacrimação, contorção, etc. No final do estudo, o efeito toxicológico foi avaliado com base na mortalidade observada após 24 horas. Os comportamentos gerais observados após a administração do extracto são tabelados no quadro 13.

Quadro 13. Estudo de Toxicidade Aguda para extractos de frutos *Scindapsus officinalis*

Parâmetros	CESOF (2000mg/kg)	EAESOF a (2000mg/kg)	EESOF (2000mg/kg)
Agressividade	Ausente	Ausente	Ausente
Vigilância	Ausente	Presente	Presente
Convulsão	Ausente	Ausente	Ausente
Reflexo da vindima	Ausente	Presente	Presente
Força de agarramento	Ausente	Presente	Presente
Grooming	Ausente	Presente	Presente
Lacrimação	Presente	Ausente	Ausente
Resposta à dor	Lento	Presente	Presente
Reflexo Pinna	Lento	Presente	Presente
Alunos	Normal	Normal	Normal
Respiração	Lento	Normal	Normal
Inquietude	Ausente	Presente	Presente
Reflexo de rectificação	Ausente	Ausente	Ausente
Salivação	Ausente	Ausente	Ausente
Cor da pele	Normal	Normal	Normal
Resposta táctil	Lento	Ausente	Presente
Tremors	Ausente	Ausente	Ausente
Urinação	Diminuído	Normal	Normal
Com a ajuda de	Ausente	Ausente	Ausente
Mortalidade	Presente	Ausente	Ausente

ESTUDO ANTI-DIABÉTICO[50]

Protocolo experimental para extractos de fruta

Animais	Ratos Wistar albinos de ambos os sexos (180-210 gm).
Veículo	2% de Carboxi metilcelulose (CMC).
Indutor de Diabetes	Alloxan mono-hidrato (120 mg/kg de corpo wt)
	Glibenclamide (10 mg/kg de corpo wt).
Medicamento padrão	Extracto de acetato de etilo do fruto *Scindapsus officinalis* (EAESOF) 200 mg/kg de peso corporal.
Medicamentos de teste 2	50% de extracto etanolico do fruto *Scindapsus officinalis* (EESOF) 200 mg/kg de peso corporal.

Instrumentos utilizados

Centrifugadora One Touch Ultra Glucometer and Glucose strips (Johnson & Johnson), etc.

Procedimento

Os ratos albinos Wistar de ambos os sexos com peso entre 200-210 g foram utilizados para estudo. Foram alojados em gaiolas de polipropileno e mantidos à temperatura ambiente normal (23+/- °C). O estudo foi aprovado pelo Comité de Ética Animal institucional (IAEC) do CPCSEA (comité para efeitos de controlo e supervisão de experiências em animais). Os ratos foram feitos diabéticos por injecção intraperitoneal de monohidrato de aloxano (Sigma Chem. Co.,) em tampão citrato gelado, pH 4,5 a uma dose de 120 mg/kg de peso corporal. O estado diabético foi confirmado 48 h após a injecção de aloxano por perda de peso e hiperglicemia. Ratos com níveis de açúcar no sangue 250-280 mg/dl foram seleccionados para o estudo. Os ratos foram divididos aleatoriamente em cinco grupos de 6 ratos cada e tratados como se segue;

Grupo 1 (Controlo não-diabético): alimentos recebidos e água destilada *ad libitum* (10ml/kg de peso corporal/dia) por via oral.

Grupo 2 (controlo de diabéticos): recebeu injecção i.p. de mono-hidrato de aloxano suspenso em solução salina na dose de 120mg/kg de peso corporal.

Grupo 3 (Grupo Padrão): recebeu glibenclamida suspensa em 2% p/v CMC na dose de 10 mg/kg de peso corporal/dia após 48 hrs de administração de aloxan e durante os próximos 20 dias.

Grupo 4 (Grupo de teste 1): recebeu EAESOF suspenso em 2% CMC na dose de 200 mg/kg de peso corporal/dia por via oral após 48 hrs de administração de aloxan e durante os próximos 20 dias.

Grupo 5 (Grupo de teste 2): recebeu EESOF suspenso em 2% p/v CMC na dose de 200mg/kg de peso corporal/dia após 48 hrs de administração de aloxan e durante os próximos 20 dias.

Protocolo experimental para piperina isolada

Animais : Ratos Wistar albinos de ambos os sexos (180-210 gm).

Veículo: 2% Carboxi methyl cellulose (CMC).

Indutor de diabetes: mono-hidrato de aloxan (120 mg/kg de peso corporal)

Medicamento padrão : Glibenclamide (10 mg/kg de corpo wt).

Test drugs 1 : Ethyl acete extract of *Scindapsus officinalis* fruit (EAESOF) 200 mg/kg body weight.

Test drugs 2 : 50% ethanolic extract of *Scindapsus officinalis* fruit (EESOF) 200 mg/kg body weight.

Instrumentos utilizados

Centrifugadora One Touch Ultra Glucometer and Glucose strips (Johnson & Johnson), etc.

Procedimento

Os ratos albinos Wistar de ambos os sexos com peso entre 200-210 g foram utilizados para estudo.

Foram alojados em gaiolas de polipropileno e mantidos à temperatura ambiente normal (23+/-°C). O estudo foi aprovado pelo Comité de Ética Animal institucional (IAEC) do CPCSEA (comité para efeitos de controlo e supervisão de experiências em animais). Os ratos foram feitos diabéticos por injecção intraperitoneal de monohidrato de aloxano (Sigma Chem. Co.,) em tampão citrato gelado, pH 4,5 a uma dose de 120 mg/kg de peso corporal. O estado diabético foi confirmado 48 h após a injecção de aloxano por perda de peso e hiperglicemia. Ratos com níveis de açúcar no sangue 210-245 mg/dl foram seleccionados para o estudo. Os ratos foram divididos aleatoriamente em cinco grupos de 6 ratos cada e tratados como se segue;

Grupo 1 (Controlo não-diabético): alimentos recebidos e água destilada *ad libitum* (10ml/kg de peso corporal/dia) por via oral.

Grupo 2 (Controlo de diabéticos): recebeu injecção i.p. de mono-hidrato de aloxano suspenso em solução salina na dose de 120mg/kg de peso corporal.

Grupo 3 (Grupo Padrão): recebeu glibenclamida suspensa em 2% p/v CMC na dose de 10 mg/kg de peso corporal/dia após 48 hrs de administração de aloxan e durante os próximos 13 dias.

Grupo 4 (Grupo de teste 1): recebeu piperina suspensa em 2% CMC na dose de 10mg/kg de peso corporal/dia após 48 hrs de administração de aloxan e durante os próximos 13 dias.

Avaliação da Actividade Antidiabética

Efeitos dos extractos consumidos no nível de glicose no sangue de ratos

As amostras de sangue foram colhidas da veia caudal dos ratos e os níveis de glucose no sangue foram estimados em 1st , 7th , 14th e 21st dias após a administração do extracto, utilizando tiras de glucose básica de um toque (Johnson & Johnson Ltd., Mumbai). Os resultados foram mencionados no quadro 14.

Efeitos dapiperina no nível de glicose no sangue de ratos

As amostras de sangue foram colhidas da veia caudal dos ratos e os níveis de glucose no sangue foram estimados em 1st , 3th , 7th e 14th dias após a administração da piperina, utilizando tiras de glucose básica de um toque (Johnson & Johnson Ltd., Mumbai). Os resultados foram mencionados no quadro 15.

Quadro 14. Efeito deExtracts (EAESOF & EESOF) no nível de glucose no sangue contra ratos diabéticos induzidos por Alloxan.

Grupo	Tratamento e Dose	Nível de glicose no sangue (mg/dl)			
		Dayl	Dia7	Dia 14	Dia21
I	Controlo de veículos (alimentos e água destilada *ad libitum*, 10ml/kg/dia por via oral)	97.64±0.39	95.66±0.23	93.62±0.46	94.46±0.33
II	(alloxan suspenso em soro fisiológico, 120mg/kg i.p.)	276.5±0.51 a*	303.6±0.3 a*	342.2±0.54 a*	411.8±0.4 a*
III	Diabético+Padrão (Glibenclamide	264.6±0.37	201.7±0.28	163.8±0.55	90.02±0.81

	10mg/kg/dia por via oral)	b**	b**	b**	b**
IV	Diabético + EAESOF 200 mg/kg/dia oralmente	259.6±0.54 b*	246.9±0.21 b*	215.5±0.44 b*	160.8±0.55 b*
V	Diabético + EESOF 200 mg/kg/dia por via oral	260.7±0.66 b**	204.2±0.32 b**	156.3±0.35 b**	96.7±0.59 b**

Os valores são expressos como média ± SEM (n=6). *P<0,05, ** P<0,01 a é usado para indicar o significado entre o Grupo IIVS Grupo I b é usado para indicar o significado entre o Grupo IIVS Grupo III, IV, & V Os dados foram analisados pela ANOVA unidireccional seguida pelo teste t de Dunnett

Quadro 15. Efeito da piperina no nível de glucose no sangue contra ratos diabéticos induzidos por Alloxan.

Grupo	Tratamento e Dose	Nível de glicose no sangue (mg/dl)			
		Dia 1st	Dia 3rd	Dia 7th	Dia 14th
I	Controlo de veículos (alimentos e água destilada *ad libitum*, 10ml/kg/dia por via oral)	84.37±0.47	83.23±0.54	86.07±0.6	82.83±0.41
II	Controlo de diabéticos (alloxan suspenso em soro fisiológico, 120mg/kg i.p.)	215.8±0.55 a**	234.7±0.39 a**	258.1±0.44 a**	313.3±0.55 a**
III	Diabético+Padrão (Glibenclamide 10mg/kg/dia por via oral)	241.7±0.48 b*	210.4±0.4 b*	157.7±0.34 b*	92.75±0.49 b*
VI	Diabético + piperina (10 mg/kg/dia por via oral)	234.1±0.58 b*	215.9±0.54 b*	183.3±0.56 b*	137.7±0.82 b*

Os valores são expressos como média ± SEM (n=6). *P<0,05, ** P<0,01 a é usado para indicar o significado entre o Grupo IIVS Grupo I b é usado para indicar o significado entre o Grupo IIVS Grupo III, IV, & V Os dados foram analisados pela ANOVA unidireccional seguida pelo teste t de Dunnett

Quadro 16. Efeito doEAESOF e EESOF no peso corporal de ratos diabéticos induzidos por aloxan.

Grupo	Tratamento & Dose	Peso corporal (g)			
		Dia 1	Dia7	Dia 14	Dia21
I	Controlo de veículos (alimentos e água destilada *ad libitum*, 10ml/kg/dia por via oral)	201.50±3..31	202.2±2.31	204.7±2.33	206.8±1.94
II	Controlo de diabéticos (alloxan suspenso em solução salina, 120mg/kgi.p.)	206.30±4.88	175.21±7.16 a*	162.2±3.54 a*	,49.79±2.31 a*
III	Diabético+Padrão (Glibenclamide 10mg/kg/dia por via oral)	205.66±2.48	196.2±1.48	192.2±1.23	191.7±1.49
IV	Diabético + EAESOF 200 mg/kg/dia por via oral	206.81±2.31	185.56±0.21	181.18±2.14	179.8±0.31 b*
V	Diabético + EESOF 200 mg/kg/dia por via oral	205.72±2.33	193.02±2.36	191.28±2.41	189.21i1.48 b*

Os valores são expressos como média ± SEM (n=6); *P<0,05

*** é utilizado para indicar o significado**

a é utilizado para indicar o significado entre o Grupo II VS Grupo I

b é utilizado para indicar o significado entre o Grupo II VS Grupo IV & V Os dados foram analisados pela ANOVA unidireccional seguida pelo teste t de Dunnett

Quadro 17. Efeito *dos* extractos de frutos *Scindapsus officinalis* nos parâmetros bioquímicos

Grupo	Tratamento & Dose	Parâmetros no Dia 21st			
		Proteína (mg/dl)	Colesterol (mg/dl)	Triglicéridos (mg/dl)	Lípidos totais
I	Controlo de veículos (alimentos e água destilada *ad libitum*, 10ml/kg/dia por via oral)	2.56+0.07	151.51±1.11	86.85±5.6	143.88±0.59
II	Controlo de diabéticos (alloxan suspenso em soro fisiológico, 120mg/kg i.p.)	0.55±0.02 a*	269.32±12.5 a*	201.82±9.2 a*	285.13±0.34 a*
III	Diabético+Padrão (Glibenclamide 10mg/kg/dia por via oral)	1.87±0.02 b*	147.81±7.01 b*	98.15±4.78 b*	146.75±0.42 b*
IV	Diabético + EAESOF 200 mg/kg/dia por via oral	1.52±0.02 b*	173.82±4.7 b*	127.46±0.48 b*	176.93±0.66 b*
V	Diabético + EESOF 200 mg/kg/dia por via oral	1.76±0.05 b*	156.51±6.7 b*	108.33±0.41 b*	153.11±0.45 b*

Os valores são expressos como média ± SEM (n=6); *P<0,05

*** é utilizado para indicar o significado**

a é utilizado para indicar o significado entre o Grupo II VS Grupo I

b é utilizado para indicar o significado entre o Grupo II VS Grupo IV & V Os dados foram analisados pela ANOVA unidireccional seguida pelo teste t de Dunnett

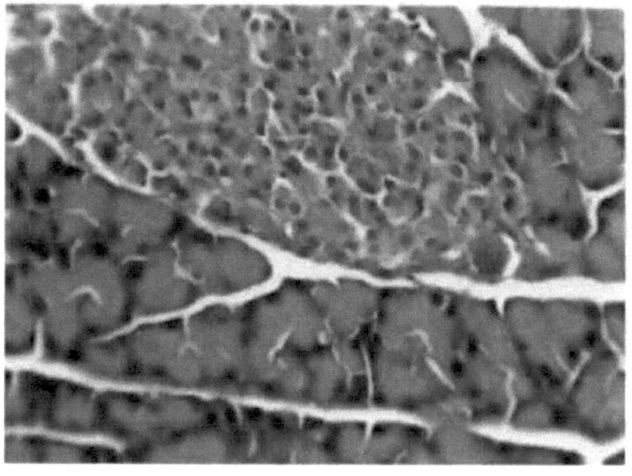

Figura 29a. Pancreas Normal, Coloração de H&E (40X)

Secção mostra o pâncreas normal com grânulos de insulina em células P

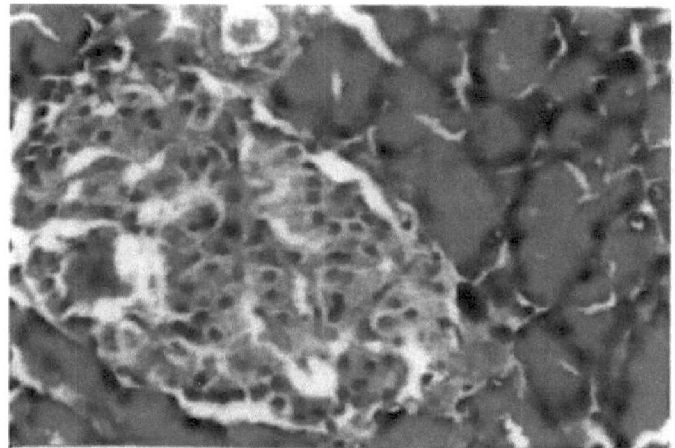

Figura 29b. Coloração diabeteica do pâncreas H&E (40X)

Secção mostra a degeneração das células P no pâncreas

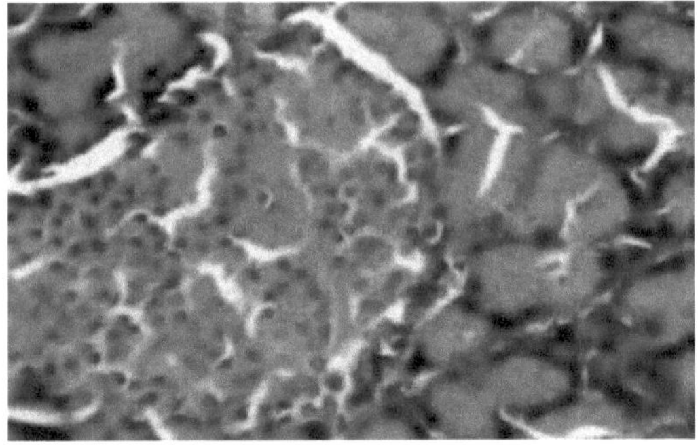

Figura 29c. Pâncreas tratado com padrão (GlibenclamidelOmg/kg) Coloração H&E (40X)

Secção mostra pâncreas com danos ligeiros

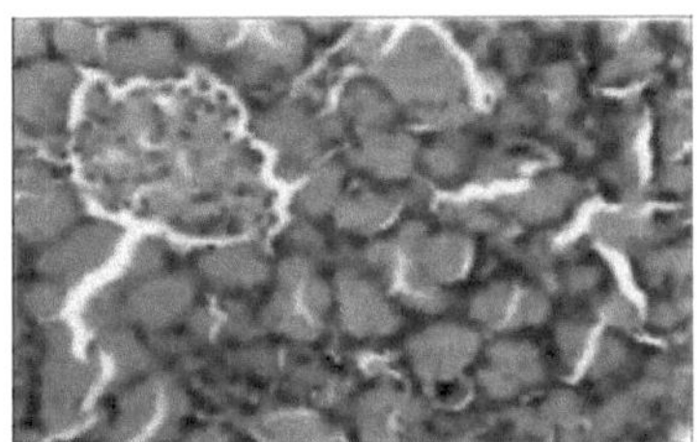

Figura 29d. Pâncreas tratado com o medicamento de teste 1 (EAESOF 1000mg/kg) Coloração de H&E (40X)

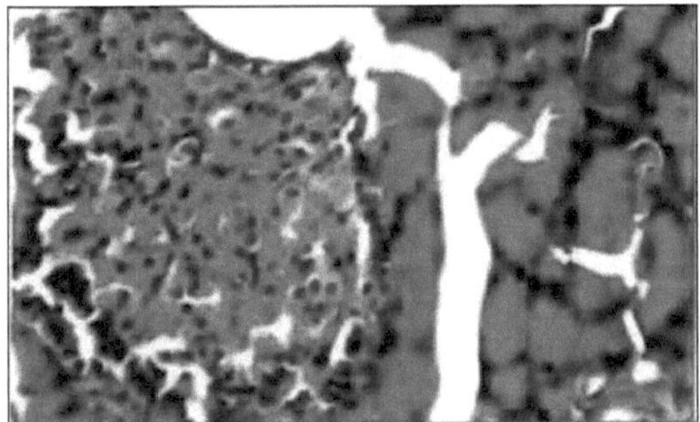

Figura 29e. Pâncreas tratado com medicamento de teste 1 (EAESOF 1000mg/kg) Coloração de H&E (40X)

Secção mostra aumento de células beta normais e granuladas

CAPÍTULO V

ACTIVIDADE *IN-VITRO* ANTIOXIDANTE[27,74,75]

O "radical livre" pode ser definido como "espécie química que possui um electrão não emparelhado, que é formada por clivagem homolítica de uma ligação covalente de uma molécula, pela perda de um único electrão de uma molécula normal ou pela adição de um único electrão a uma molécula normal". O radical livre pode ser **derivado do oxigénio** (ROS-espécies reactivas de oxigénio) ou **do azoto** (RNS- espécies reactivas de azoto). As espécies derivadas do oxigénio incluem, ânions superóxidos ($O2$), peróxido de hidrogénio ($H2O2$), radical hidroxil ('OH). Radicais hidroperoxilo (HOr*) e ião peróxido (HO2-). As espécies derivadas do oxidante do nitrogénio são, óxido nítrico (NO), peroxinitrito (ONOO'), dióxido de nitrogénio (NO2) e trióxido de dinitrogénio (N2O3).

Estes radicais livres são prejudiciais às biomoléculas e, por sua vez, às células e tecidos. Foram implicados na causa e progressão de várias doenças tais como doenças cardiovasculares, cancro, doenças inflamatórias (artrite reumatóide; glomerulonefrite crónica e colite ulcerosa), doenças respiratórias (edema pulmonar, síndrome do desconforto respiratório do adulto (SDRA), diabetes, infertilidade masculina, processo de envelhecimento e outras doenças tais como doença de Parkinson, doença de Alzheimer, esclerose múltipla, cirrose hepática, distrofia muscular, toxemia da gravidez, etc.

"Antioxidante" é um composto químico que trabalha para proteger o corpo dos danos celulares, inibindo a oxidação, tornando os radicais livres inofensivos. Os antioxidantes abrandam, previnem e tratam doenças degenerativas e o envelhecimento através da eliminação dos radicais livres. Os antioxidantes incluem antioxidantes enzimáticos e antioxidantes não enzimáticos.

• Antioxidantes enzimáticos - Superóxido dismutase (SOD), Glutatião peroxidase (GPx), Catalase e Glutatião redutase.

• Antioxidantes não enzimáticos - Vitamina A, C, E, substância natural como extracto de *Ginko biloba*, Spirulina, Vinho tinto, especiarias como Alho, Pimenta e compostos sintéticos como Melatonina, Dihidroepiandrona (DHEA).

Ensaio *In- Vitro* Antioxidante

Ensaio de extracção de óxido nítrico radical[28]

O ensaio de detecção de óxido nítrico foi medido pelo método espectrofotometirc descrito por

Govindarajan *et al.* (2003). O nitroprussiato de sódio (5mM) em tampão fosfato salino foi misturado com diferentes concentrações (50-1000 Ligml) de extractos de frutos de *Scindapsus officinalis* dissolvidos em etanol e incubados a 25°C durante 30 min. Após 30 min, 1,5 ml da solução de incubação foram removidos e diluídos com 1,5 ml de reagente Griess (1% ácido sulfanílico, 2% ácido fosfórico e 0,1% N-1-naptilenodiamina dicloridrato). A absorvância foi medida a 546 nm. O ácido ascórbico (Vitamina C) foi tomado como padrão. Toda a determinação foi realizada em triplicado. O ácido ascórbico foi utilizado como padrão. A percentagem de capacidade de absorção de óxido nítrico radical da amostra foi calculada a partir do valor da absorvância no final de 15 minutos de duração, como se segue;

$$\text{\% Inhibition} = (\text{Abs Control} - \text{Abs Sample}) \times 100 / \text{Abs Control}$$

Onde, Abs control é absorvância de controlo no tempo = 0 e Abs amostra é absorvância de amostra de teste. O valor de IC50 para extractos também foi calculado. Os resultados são mencionados na tabela 18.

Tabela 18. Extractos de fruta de *S. officinalis* (Roxb.) Schott de óxido nítrico radical.

Concentração (gg/ml)	% Inibição		
	Ácido ascórbico	50% Extracto Etanolico	Extracto de acetato de etilo
50	10.837±0.627	4.443±0.443	1.97±0.085
100	21.675±0.791	9.852±0.495	7.389±0.525
200	40.887±0.858	19.212±0.379	15.763±0.634
400	55.172±0.548	37.574±0.385	29.064±0.518
800	79.31±0.411	71.428±0.555	58.128±0.201
1000	97.537±0.547	88.177±0.716	77.832±0.424
Valor ICso	330 Lignil	545 Lignil	690 Lignil

Os resultados foram expressos como média±SD de três valores independentes.

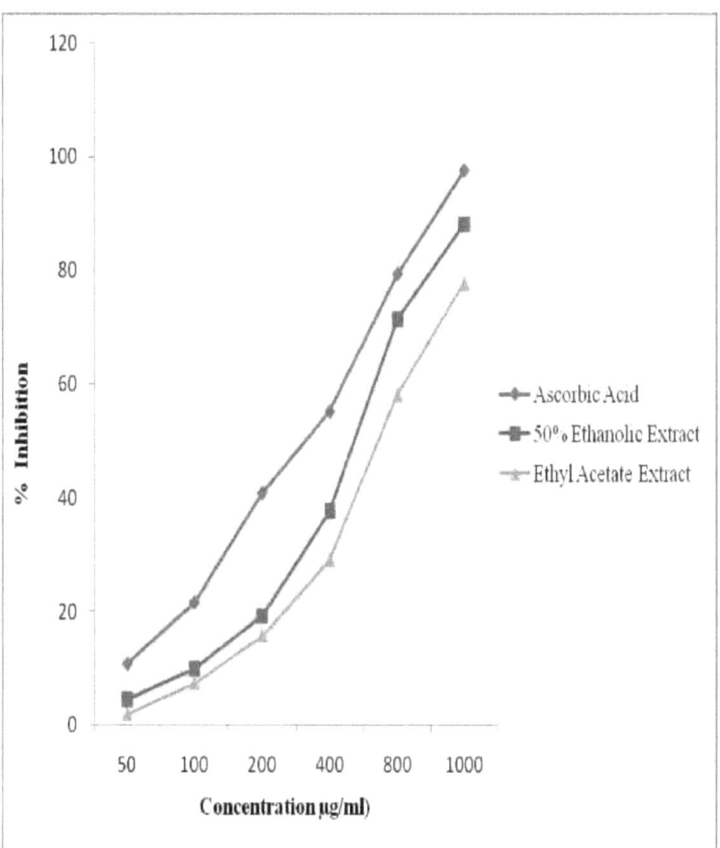

Fig 30. Oxido Nítrico Actividade de limpeza radical de *S. officinalis* **(Roxb.) Schott. Fruta**

DPPH ensaio de limpeza radical[70]

O efeito de vários extractos do fruto *Scindapsus officinalis* sobre o radical DPPH (2, 2-difenil-l- picrylhydrazyl) foi estimado por Rajkumar e Rao. (1993). Em resumo, 3mL de 100 pM de DPPH preparado em metanol de grau AR foi adicionado a várias concentrações de extractos de frutos Scindapsus *officinalis* (50-1000 Lignil) e constituiu o volume final de 4 mL com etanol de grau AR. As soluções mantidas durante 20 min à temperatura ambiente e depois a absorvância das soluções resultantes e o branco (com os mesmos químicos excepto amostra) foram registados contra o ácido ascórbico como padrão. A diminuição da absorvância foi continuamente registada num espectrofotómetro de 515 nm. Toda a determinação foi realizada em triplicado. A percentagem de capacidade de absorção de radicais DPPH da amostra foi calculada através da seguinte fórmula;

Onde o controlo de Abs é absorvância de controlo no tempo = 0 c Abs amostra é absorvância de amostra de teste. O valor de IC50 para extractos também foi calculado. Os resultados são mencionados na tabela 19.

Quadro 19. DPPH radical scavenging activity of 5. *officinalis* **(Roxb.) Schott fruit extract.**

Concentração (pg/ml)	% Inibição		
	Ácido ascórbico	50% Extracto Etanolico	Extracto de acetato de etilo
50	18.057±0.627	13.948±0.463	11.457±0.676
100	34.496±0.791	26.276±0.436	27.646±0.404
200	49.066±0.858	37.609±0.616	36.364±0.559
400	55.666±0.548	63.014±0.634	46.077±0.218
800	76.214±0.411	48.568±0.941	2.017±0.423
1000	84.431±0.548	80.199±0.722	73.599±0.606
Valor ICso	265 pg/ml	297 pg/ml	505 pg/ml

Os resultados foram expressos como média±SD de três valores independentes.

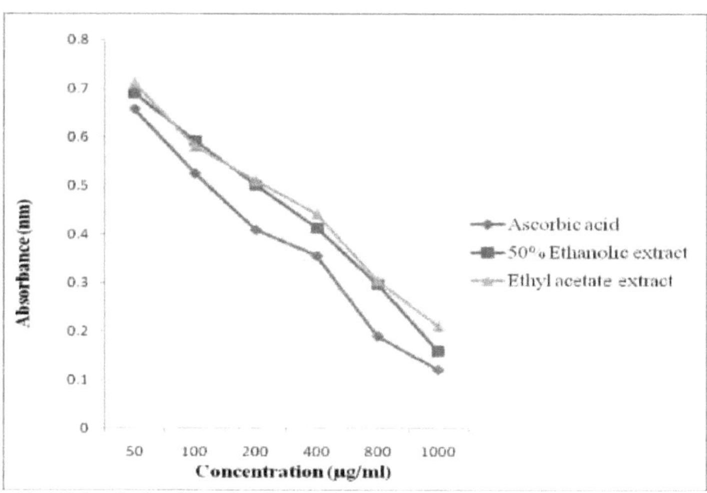

Figura 31. Efeito de *S. officinalis* (Roxb.) Schott, extractos de fruta na concentração de radicais DPPH

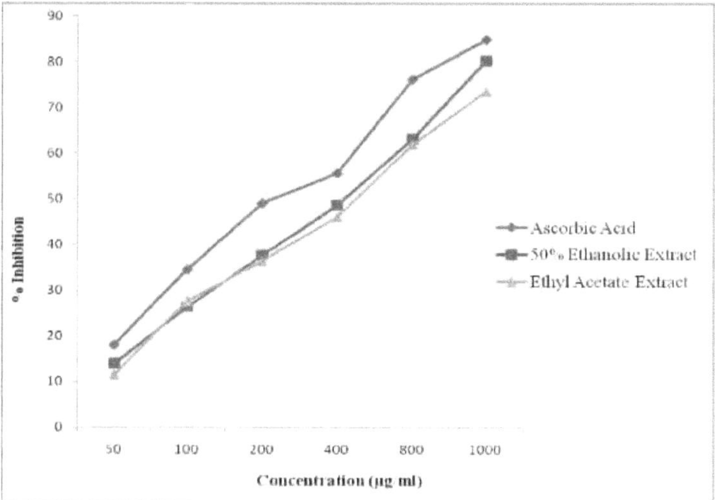

Figura 32. DPPH Radical Scavenging Activity of Scindapsus officinalis (Roxb.) Schott. Fruta

DISSCUSSÃO

O presente trabalho engloba estudos detalhados sobre o perfil farmacognostico, análise elementar inorgânica em cinzas, análise de metais, rastreio fitoquímico preliminar em extractos sucessivos, isolamento de flavonóides, potencial antidiabético e antioxidante *in vitro* de *Scindapsus officinalis* (Roxb.) Schott, fruta.

Estudos Macroscópicos

Os estudos macroscópicos sobre fruta revelaram que as frutas são castanhas, picantes e cilíndricas com odor picante. Os frutos têm cerca de 4,5 cm de comprimento e os caules de gás spadix são longos e finos (fig. 5).

Estudos Microscópicos

Anatomia da fruta

A vista de T.S. do spadix mostrava três grandes feixes vasculares. O tecido de terra mostrou braquicardos. O endosperma exibia uma densa acumulação de grãos de amido.

Microscopia do pó

Revela a presença de células endosperma com grãos de amido no interior, escleróides lenhificados e perienth fragmentado no fármaco em pó (Fig. 11-13).

Análise Físicoquímica

O valor das cinzas foi encontrado em 6,29% das cinzas totais, 1,797% das cinzas insolúveis em ácido e 2,218% das cinzas solúveis em água. Os valores extractivos foram encontrados em 6,844% de extractivos solúveis em álcool, 9,766% de extractivos solúveis em água e 7,12% de extractivos solúveis em clorofórmio. A perda na secagem (LOD) foi encontrada 3,524% e o teor de fibra bruta foi de 6,661%. O índice de espuma foi encontrado em 110,52. Todos os resultados foram tabelados no quadro 3.

Análise da Fluorescência

A análise da fluorescência do pó de drogas e extractos sucessivos mostrou as diferentes cores sob luz UV (254 nm e 366 nm) e a luz diurna que foi relatada no quadro 4.

Análise inorgânica elementar e metálica

A análise elementar inorgânica das cinzas da fruta mostrou a presença de cálcio, ferro, magnésio, fosfato, potássio, sódio e sulfato (quadro 5) enquanto que a análise de metais mostrou a presença de cálcio, cloreto, crómio, cobre, ferro, chumbo, magnésio, manganês, fósforo, potássio, selénio, sódio e zinco (quadro 6). Estes metais desempenham um papel importante nos seres humanos.

O cálcio é necessário para ossos e dentes, sistema nervoso e acção muscular. O **cloreto** é o princípio iónico de carga negativa no fluido corporal, o cloreto serve como um dos principais electrólitos do corpo. Também ajuda a manter um volume sanguíneo adequado, pressão sanguínea e pH dos fluidos corporais. Este elemento vital também ajuda os músculos a flexionar e a relaxar normalmente. **O crómio** aumenta a eficácia da insulina e desempenha um papel vital no metabolismo dos hidratos de carbono.

O cobre desempenha um papel importante na formação das células sanguíneas. Com vitamina C, funciona no processo de cura. O ferro é fundamental para a vida humana. Desempenha o papel central na molécula de hemoglobina dos nossos glóbulos vermelhos (hemácias), onde funciona no transporte de oxigénio dos pulmões para os tecidos do corpo e transporta o óxido de carbono dos tecidos para os pulmões. Também mantém o sistema imunitário do corpo. O **chumbo** é o importante metal pesado cuja presença excessiva resulta em toxicidade no corpo e, por vezes, pode tornar-se uma causa de morte. **O magnésio** actua como um catalisador na utilização de hidratos de carbono, gordura, proteínas e outros minerais.

O manganês é essencial para o desenvolvimento do esqueleto, produção de hormonas sexuais e formação de hemoglobina. O **fósforo** é um componente do ADN, RNA, ATP, e também os fosfolípidos que formam todas as membranas celulares. É, portanto, um elemento essencial para todas as células vivas. O **potássio** é necessário para a função do músculo cardíaco, rins e sistema nervoso.

O selénio funciona com vitamina E para promover anticorpos. Mantém a elasticidade dos tecidos e artérias. **O sódio** é essencial para a regulação dos fluidos corporais e do sangue. Transmite impulsos nervosos, controla a actividade cardíaca e ajuda na função metabólica. Também auxilia no bom funcionamento do corpo humano. **O zinco** é um componente de mais de 200 enzimas no nosso corpo. Funciona em reacções mais enzimáticas do que quaisquer outros minerais e também é essencial para a manutenção da visão. O zinco ajuda no processo de cura e é também utilizado pela glândula da próstata e pelo sistema imunitário.

Extracção e rastreio fitoquímico preliminar

O processo de maceração a frio foi seguido para a extracção sucessiva de frutos utilizando solvente de baixa polaridade para uma polaridade superior, ou seja, hexano, clorofórmio, acetato de etilo e 50% etanol e O rendimento percentual foi calculado como 1,323, 2,26, 0,38 e 2,256 respectivamente (tabela?).

Os testes fitoquímicos preliminares foram realizados para a identificação dos constituintes químicos presentes nos vários extractos sucessivos. A descoberta mostrou a presença de flavonóides, fenólicos (acetato de etilo e 50% de extracto etílico), alcalóides (extracto de acetato de etilo), saponinas, taninos (50% de extracto etílico), glicosídeos, terpenóides, esteróides (extracto de clorofórmio) e gordura e ólcos (extracto de hexano) (quadro 8).

Isolamento e Caracterização de Compostos

O extracto alcoólico a 50% foi purificado por cromatografia em coluna que produz 3 resíduos pegajosos castanhos, ou seja, o composto A, B & C. IR, UV, ID NMR (^{X} H NMR &^{13} C-NMR) e a análise espectral de massa do composto isolado mostrou que o composto A, B e C pode ser piperina, mistura de glicerina & ácido ascórbico e ascórbico respectivamente e as suas estruturas propostas foram mencionadas abaixo;

(2*E*,4*E*)-5-(benzo[*d*][1,3]dioxol-5-yl)-1-(piperidin-1-yl)penta-2,4-dien-1-one
(Piperine)

Possible structure of Compound A

Glycerine   +   Ascorbic acid

Possible structure of Compound B

(*R*)-5-((*S*)-1,2-dihydroxyethyl)-3,4-dihydroxyfuran-2(5*H*)-one

(Ascorbic acid)

Possible structure of Compound C

Possível estrutura do Composto C

Estudo da toxicidade aguda

Segundo o estudo toxicológico (quadro 13) foi determinado que o EAESOF e 50% EESOF não apresentam qualquer sinal marcado de toxicidade e mortalidade ao nível da dose 2000 mg/kg de peso corporal por via oral em ratos durante 24 horas e foi considerado como seguro para a actividade farmacológica. Mas o CESOF mostrou toxicidade e mortalidade na dose de 2000 mg/kg de peso corporal e foi considerado inseguro para a actividade farmacológica na dose de 2000 mg/kg de peso corporal.

Rastreio do Potencial Antidiabético

As células beta do pâncreas são responsáveis pela secreção da insulina que está envolvida no metabolismo dos hidratos de carbono, gordura e proteínas. A administração de monoidrato de aloxano (120 mg/kg i.p.) causa a destruição das células beta secretoras de insulina do pâncreas por acção necrótica selectiva e conduz à deficiência de insulina. A deficiência de insulina leva a várias aberrações metabólicas nos animais, aumento do nível de glicose no sangue, diminuição do conteúdo proteico, aumento dos níveis de colesterol, triglicéridos e lipídios totais.

No presente estudo, o acetato etílico e 50% de extractos etanolicos do fruto *Scindapsus officinalis* foram submetidos a uma avaliação antidiabética na dose de 200 mg/kg em ratos diabéticos Wister induzidos por aloxan. As amostras de sangue para estimativa de açúcar no sangue retiradas da cauda de ratazanas. Os resultados do estudo revelam que tanto o acetato de etilo como os extractos etanolicos a 50% (P<0,05 P<0,001 respectivamente) reduziram significativamente a elevada concentração de glicose no sangue quando comparados com os grupos de controlo diabético e de tratamento padrão (Quadro 14).

O efeito da piperina composta isolada em ratos diabéticos induzidos por aloxan foi considerado significativo (P<0,05) quando comparado com o controlo diabético (Tabela 15).

O estudo também revela que tanto o acetato de etilo como os extractos 50% alcoólicos (P<0,05) recuperaram significativamente o peso corporal de ratos diabéticos induzidos por aloxan quando comparados com o controlo diabético (quadro 16).

Os resultados da análise do soro foram mencionados no quadro 17. Mostrou que tanto o acetato de etilo como os extractos etanolicos a 50% têm um controlo significativo (P<0,05) sobre a concentração elevada de colesterol, triglicéridos e lípidos totais quando comparados com o grupo de controlo diabético. Os extractos também recuperaram significativamente (P<0,05) o nível reduzido de proteínas totais em ratos diabéticos induzidos por aloxan.

Foram observadas alterações degenerativas na histologia do pâncreas **(figura 29)** devido à administração de aloxan. As ilhotas vegetais tratadas mostraram melhorias visíveis na arquitectura, em comparação com ratos diabéticos não tratados e ratos normais tratados com fármacos Figura. Citoprotecção e rejuvenescimento das células beta do pâncreas devido a extractos de frutos ajuda a manter a homeostase da glucose no sangue **(figura 29d & 29e).**

Actividade antioxidante *in-vitro*

Ensaio de extracção de óxido nítrico radical

O óxido nítrico (NO) é um potente mediador pleiotrópico de processos fisiológicos tais como inibição da agregação plaquetária, sinalização neuronal, relaxamento muscular suave, e regulação da toxicidade mediada pelas células. É um radical livre difusível que desempenha muitos papéis como molécula efetora em diversos sistemas biológicos, incluindo o mensageiro neuronal, vasodilatação, actividades antimicrobianas e antitumoral. O sequestro do óxido nítrico por concentração dependia (Tabela 18). A figura 1 mostra a representação gráfica da inibição da geração de óxido nítrico por extractos de frutos S. officinalis. A maior extracção radical de óxido nítrico de 50% de EESOF e EAESOF foi encontrada 88,177±0,716 e 77,832±0,424 por cento respectivamente na concentração de 1000 pg ml. O ácido ascórbico foi utilizado como composto padrão. Os valores de IC50 dos extractos de 50% de etanol e acetato de etilo do fruto *S. officinalis* foram encontrados em 545pg/ml e 690pg/ml respectivamente.

DPPH ensaio de limpeza radical

No ensaio DPPH de recolha de radicais, o radical DPPH foi utilizado como substrato para avaliar a actividade de recolha de radicais livres de extractos de frutos de Scindapsus officinalis. Envolve a reacção de antioxidante específico com um radical livre estável 2, 2-difenil-l-picril-hidrazil DPPH*. Como resultado, há uma redução da concentração de DPPH por antioxidante, que diminui a absorvância óptica de DPPH; isto é detectado pelo espectrofotómetro a 517 nm. A figura 2 mostra uma diminuição significativa da concentração de radicais DPPH devido à capacidade de absorção de extractos de frutos S. officinalis. A maior quantidade de radicais DPPH de 50% de extractos etanolicos e acetato de etilo de frutos de S. officinalis foi encontrada 80,199± 0,722 e 73,599±0,606 por cento respectivamente na concentração de 1000 Lignil (Tabela 19). É representado graficamente na figura 3. O ácido ascórbico é utilizado como padrão. Foram encontrados valores de IC50 de 50% de extractos de etanol e acetato de etilo de fruta *S. officinalis de* 297pg/ml e 505pg/ml respectivamente.

CONCLUSÃO

O escalador *Scindapsus officinalis* (Roxb.) pertence à família Araceae que é conhecida como Anaittippilli n Tamil. Tanto quanto sabemos, os frutos da planta não foram estudados para farmacognosia, análise elementar inorgânica, análise de metais, avaliação fitoquímica preliminar em extractos sucessivos, potencial antioxidante antidiabético e *in-vitro*. Estes factos justificam o nosso interesse por este estudo.

> Os estudos macroscópicos, anatómicos e microscópicos em pó fornecem a base para uma maior identificação e autenticação da fruta.

> Os resultados dos estudos físico-químicos e fluorescentes sobre a fruta podem desempenhar um papel significativo na definição das normas para a fruta.

> A planta tem tanto constituintes orgânicos como inorgânicos. A parte inorgânica da planta medicinal contém principalmente elementos minerais como cálcio, cloreto, crómio, cobre, ferro, magnésio de chumbo, manganês, fósforo, potássio, selénio, sódio e zinco. Estes elementos minerais podem estar associados ao mecanismo de libertação de insulina e à sua actividade ou ao factor de tolerância à glicose.

> O rastreio fitoquímico preliminar de sucessivos extractos de fruta revela a presença de metabolitos secundários que podem ser responsáveis pela actividade antidiabética e antioxidante da fruta.

> Três compostos **piperina, mistura de glicerol e ácido ascórbico e ácido ascórbico** foram isolados a partir do extracto etanolico a 50% de fruta e as suas possíveis estruturas foram propostas. A piperina também isolou anteriormente, enquanto o glicerol e o ácido ascórbico são as novas descobertas do estudo na fruta.

> Os estudos toxicológicos agudos mostram que os extractos de fruta (acetato de etilo e 50% etanolico) são seguros ao nível da dose de 2000mg/kg de peso vivo, enquanto o clorofórmio apresenta mortalidade em ratos albinos wistar.

> Os resultados do estudo antidiabético apoiam a utilização tradicional do fruto *Sindapsus officinalis* para controlar a hiperglicemia em diabéticos.

Os resultados da avaliação científica são encorajadores. Os extractos alcoólicos a 50% foram considerados mais significativos em comparação com o extracto de acetato de etilo. A actividade parece ser alcançada através de uma maior utilização periférica da glucose, função citoprotectora nas células beta pancreáticas e regeneração das células beta pancreáticas.

A administração de piperina 10 mg/kg mostrou a diminuição significativa do nível de glicose no sangue.

> O estudo *in-vitro* antioxidante revela que tanto os extractos de 50% de etanol e acetato de etilo do fruto de *S. officinalis* exercem uma significativa depuração radical livre, mas o primeiro é mais eficaz do que o último. Esta actividade antioxidante do extracto de plantas pode ser devida à presença de ácido ascórbico.

> O stress oxidativo tem um efeito significativo na causa da diabetes, bem como complicações relacionadas com diabéticos em seres humanos. Na diabetes, o stress oxidativo coexiste com uma redução do estatuto de antioxidante. O stress oxidativo na diabetes aumenta a glicação das proteínas, inactivação das enzimas, alteração da função estrutural do porão de colagénio, etc. O stress oxidativo tem um efeito significativo na proteína transportadora da glicose (GLUT) e na actividade receptora da insulina. Sabe-se que a eliminação do stress oxidativo pode ter um efeito na redução do aumento do nível sérico de glicose na diabetes e pode aliviar a diabetes e reduzir as suas complicações secundárias.

Os frutos de *Scindapsus officinalis* que são utilizados na medicina tradicional para reduzir o nível de glicose no soro tinham uma actividade antioxidante *invitro* significativa. Verificou-se que reduzia significativamente o óxido nítrico e os radicais DPPH. Verificou-se também que os extractos de frutos de *Scindapsus officinalis* tinham uma actividade antidiabética significativa. Porque os frutos contêm ácido ascórbico (um potente antioxidante) e piperina (com actividade antidiabética comprovada). Para isso, supunha-se que a actividade antidiabética da fruta pudesse ser devida ao efeito aditivo do ácido ascórbico.

PERSPECTIVAS FUTURAS DE TRABALHO

A diabetes mellitus é possivelmente a maior perturbação metabólica crescente do mundo e o conhecimento sobre a heterogeneidade da doença é avançado. O enorme custo da terapia medicamentosa por modem indicou que são necessárias estratégias alternativas para uma melhor gestão da diabetes. Os medicamentos tradicionais de plantas são utilizados em todo o mundo para uma série de complicações diabéticas. O estudo de tais medicamentos pode oferecer uma chave natural para o futuro.

O fruto *Scindapsus officinalis* contém substâncias como glicosídeos, alcalóides, taninos, terpenóides, flavonóides, ácido ascórbico, elementos inorgânicos como cálcio, crómio, magnésio, potássio, selénio, etc. que estão frequentemente implicados como tendo efeitos antidiabéticos. Estamos certos de que este trabalho será útil para desenvolver um novo medicamento inovador/indígena à base de plantas para a gestão e tratamento da diabetes.

REFERÊNCIAS

1. Agrawal SS e Pradhevi M, 2007. Herbal Drug Technology, Edition-1, Universities press private limited, Hydrabad, pp 644-678.

2. Anónimo, 1988. Controlo de qualidade Mrthods for Medicinal Plant Materials. Organização Mundial de Saúde, Genebra, pp 25-28.

3. Anónimo, 1996. Indian Pharmacopoeia, Vol 2. The Controller of Publications, Nova Deli.

4. Anónimo, 1997. Plantas medicinais indianas; um compêndio de 500 espécies, Vol. 5, primeira edição de reimpressão, Orient longman Limited, Himayat nagar, Hydrabad, Andhra Pradesh, india, pp. 93-95.

5. Anónimo, 1999. A riqueza da Índia, Vol. IX. Primeira edição reimpressa, National Institute of science communication (NISC) council of scientific and Industrial research, Nova Deli, Índia, pp257.

6. Anónimo, 2009. Diabetes: o companheiro indesejável sorrateiro. Ayur Watch, 2(3):1-4.

7. Ansari H, 2005. Essentials of Pharmacology, 1st edition, Birla publications private Ltd, p. 1-25.

8. Barar FSK, 2000. Essenciais da Farmacoterapia. 3. rd. Edn, S. Chand and Company Ltd, Nova Deli.

9. Bhakuni DS e Tewari JD, 1959. Exame químico dos frutos de scindapsus officinalis Schott: Parte I-Isolamento e exame químico dos constituintes. *J. Sci. Industria. Res.*, 18B (10):427-430.

10. Brain KR e Turner TD, 1975. The Practical Evaluation of Phytopharmaceuticals (Avaliação Prática de Fitofármacos). Wright scientehnica, Bristol, pp 78-80.

11. Cainus JF, 1998. The Medicinal and Poisonous Plants of India. Quarta edição reimpressão em forma de livro (Scientific Publishers, India), pp 121.

12. Chandalia M, Garg A, Dieter L, Klaus V.B, Scott MG e Linda JB, 2000. Efeitos benéficos da ingestão elevada de fibras alimentares em doentes com diabetes mellitus tipo 2. *The New England Journal of Medicine*, 342(19): 1392-1398.

13. Chaoudhary RP, Reddy AVR e Garg AN, 2007. Disponibilidade de Elementos Essenciais em Suplementos Nutrientes Utilizados como Formulações Antidiabéticas de Ervas. *Biologic Trace ElementReserch*, 120(1-3):148-162 (DOI 10.1007/sl2011-007-8022-6).

14. Chase CR e Pratt RJ, 1949. Fluorescência de fármacos vegetais em pó, com especial referência ao desenvolvimento de um sistema de identificação. *Journal of the American Pharmacists Association*, 38: 324-331.

15. Chatterjee A e Pakrashi SC, 2001. The treatise on Indian medicinal plants, vol.6

(National Institute of Science Communication, Nova Deli, Índia), pp 35-36.

16. Cunha WR, Arantes GM, Ferreira DS, Lucarini R, Silva MLA, Furtado NAJC, Da Silva Filho AA, Crotti AEM e Araujo ARB, 2008. Efeito hipoglicémico de *Leandra lacunosa* em ratos normais e induzidos por aloxan. *Fitoterapia*, 79(5): 356-360.

17. CD de Daulatabad e Mirajkar AM, 1992. Um novo ácido gordo hidroxil de scindapsus-officinalis óleo de semente. *Int J Food Sci Technol*, 27(l):77-79.

18. Dinsmoor,   S. Fibra dietética. Acedido em 1.12.2009, recuperado de http://www.diabetesselfmanagement.com/Articles/Diabetes-Definitions/dietary fiber/

19. Dogra SC, 1987. Agentes antimicrobianos utilizados na Índia antiga. *Revista indiana de história da ciência*, 22(2):164-169.

20. Drury CH, 2006. Plantas úteis ayurvédicas da Índia; edição impressa indiana, Asiatic publishing House, Delhi, Índia, pp 388.

21. Easu K, 1964. Anatomia vegetal. Jhon wallis e filhos, Nova Iorque, pp 767.

22. Easu K, 1979. Anatomia das plantas com semente. Jhon wallis e filhos. Nova Iorque, pp 550.

23. Ecobichon DJ, 1997. A Base dos Testes de Toxicologia. CRC Press, Nova Iorque, pp 43-86.

24. Evans L. Suplementos dietéticos: Não-Botânicos USP27-NF22 Página 2063.

25. Evans L. Pharmacopeial Forum: volume 28, no.5, página 1545.

26. Garg GP, 2OO9.Antidiabetic Plantas medicinais utilizadas em todo o mundo. *Herbal Tech Industry,* 5(4):6-10.

27. Gibanananda R, Hussain SA, 2002. Oxidant, anti oxidant e Carcinogenesis, *Indian Journal of Experimental Biology*, 40: 1213-1232.

28. Govindarajan R, Rastogi S, Vijaykumar M, et al., 2003. Biografia. Pharm. Bull. 26:1424-1427.

29. Grover JK, Yadav S, Vats V, 2002. Plantas medicinais da Índia com potencial anti-diabético. *Journal of Ethnopharmacology*, 81(1), 81-100.

30. Holmann RR, Turner RC, 1991. Textbook of Diabetes, Blackwell Scientific Publications, Oxford.

31. Harbome JB, 1973. Métodos fitoquímicos. Chapman and Hall, Londres, ppll7.

32. Houghton PJ e Raman A, 1998. Manual Labpratory Handbook for the Fractionation of natural extract. Londres, Chapman e Hall, pp 154-162

33. http://siddhamedical.com/siddha-medicine-treatment-for-all-chronic-ailments.html

34. http://www.articlesbase.com/alternative-medicine-articles/diabetes-and-ayurvedic-

treatment-1020978.html

35. http://www.diabetesmellitus-information.com/diabetes_treatment.htm

36. http://www.factopia.eom/s/scindapsus_gardening.html. Acesso em 17.01.2010.

37. http://www.hashmi.com/unani_and_diabetes.html

38. http://www.yogapoint.com/therapy/yoga_diabetes.htm

39. http://www.zipcodezoo.com/scindapsus officinalis. Avaliado em 17.01.2010.

40. Jayaweera DMA, 1981. Plantas medicinais utilizadas em cilon, part-I, National science of Srilanka, Columbo), pp 142-43.

41. Johansen DA, 1940. Técnica de microscopia de plantas. Me Graw-Hill, Nova Iorque, pp 523.

42. Khandelwal KR, 2005. Practical Pharmacognosy, 13th edição, Nirali Prakashan, Pune, Índia, pp 155-156.

43. Khandelwal KR, 2007. Practical Pharmacognosy, 18th edição, Nirali Prakashan, Pune, Índia, pp 157-161.

44. Rei IR, Anderson J, Cool AM, Piotto G, 1998. The Luminosity Function of the Globular Cluster NGC 6397 Near the Limit of the Hydrogen Burning, *Astrophys. J. Letter,* 492, L37.

45. Kirtikar KP e Basu BD, 1933. Indian medicinal plants, vol. 3, Lalit Mohan Basu, Allahabad, pp 2621.

46. Kirtikar, K.R. e B.D. Basu, 1999. Plantas medicinais indianas. Segunda edição, III reimpressão, Vol. IV, International Book distributors, Dehra Dun, Índia, pp 2621.

47. Kokate CK, 1994. "Practical Pharmacognosy", 4th edition, Vallabh Prakashan, Delhi, India, pp. 107-113.

48. Kokate CK, Purohit AP, Gokhale SB, 2007. Pharmacognosy, 39th edição, Nirali Prakashan, Pune, Índia, pp 109-109 & 607-611.

49. Kumar A, Ilavarasan R, Jayachandran T, Deecaraman M, Aravindan P, Padmanabhan N, Krishan e MRV, 2008. Actividade antidiabética de *Syzygium cumini* e o seu composto isolado contra ratos diabéticos induzidos por estreptozotocina. *J Med Plant Res* 2, 246-249.

50. Kumar S, Kumar D, Deshmukh RR, Lokhande PD, More SN e Rangari VD, 2008. Potencial antidiabético do *Phyllantus reticulatus* em ratos diabéticos induzidos por aloxan. *Fitoterapia,* 79:21-23.

51. Kumaresan S, Jothibai Margret R e Mohan VR [2008]. Estudos microscópicos e preliminares de fitoquímica das algas marinhas *Padina tetrastromatica* e *Stoechospermum marginatum* de Tuticorian cvoast, Tamil Nadu. *Journal of Medicinal and Aromatic Plant Sciences*, 30(4):375-380.

52. Metcalfe, CR e Chalk L, 1950. Anatomia dos Dicotyledons. Vol. I & II. Clarendon Press,

Oxford.

53. Metcalfe, CR e Chalk L, 1979. Anatomia dos Dicotyledons. Vol. I. Clarendon Press, Oxford. Pp276.

54. Mishra MK, Panda BB, Ghosh G, Mishra SK e Barik bb, 2008. Tendências emergentes na gestão daDiabetes: Uma visão geral. *Drogas indianas;* 45(6):441-446.

55. Mukharjee PK, 2002. Quality control of Herbal drugs, primeira edição, Business Horizons Publications, Nova Deli, Índia.

56. Nagarajan S, Jain HC, Aulakh GS, 1987. Plantas indegenas utilizadas para o controlo daDiabetes, Publicação e Inf. Direcção, Nova Deli, 86.

57. Nair RV, 2004. Plantas medicinais controversas, Universidades, Hydrabad, Índia, pp 58-59.

58. Nandkami AK, 2002. Indian materia medica, Vol.-I, terceira edição revista e ampliada, Bombay popular prakashan, Índia, pp.1117.

59. Nandkami KM, 2001. Plantas e drogas indianas com as suas propriedades e usos. Reprint Indian edition, Asiatic publishing house, Delhi, Índia, pp 354.

60. Nuttall FQ, 1993. Fibra dietética na gestão daDiabetes. *Diabetes*, 42(4):503- 508.

61. O'Brien TP, Feder N, Me Cull ME, 1964. Coloração policromática das paredes das células vegetais por O-toludina azul. Protoplasma, 59( ):364-373.

62. Overton KH, 1963. Isolamento, purificação e observação preliminar na elucidação da gagueira por métodos físicos e químicos. Interscience, Nova Iorque.

63. Padashetty SA e Mishra SH, 2008. Parâmetros fitoquímicos e farmacognosticos para a normalização da *Tricholepsis glaberrina* - Uma erva medicinal. *Journal of Medicinal and Aromatic Plant Sciences*, 30(4):381-388.

64. PathHarish, 2001. Fármacos à base de plantas. *Ciência actual*, 81(1): 15.

65. Pickup JC, William G, 1997. Epidemiologia da diabetes mellitus. In: Textbook of Diabetes, vol. I, Segunda edição. Blackwell, Oxford Plants, primeira edição. CSIR, Nova Deli, Índia.

66. Pillai NR e K Lalithakumari, 1990. Algumas acções farmacológicas de *Scindapsus officinalis* (gajapippali)-Um relatório preliminar. *Journal of Research in Ayurveda e Siddha* 11,97-101.

67. Prajapati ND, Purohit SS, Sharma AK e Kumar T, 2007. A Handbook of Medicinal Plants, primeira edição, reimpressão, Agrobios, Índia, pp 465.

68. Ragavan, B, Krishnakumari, S. 2006. Efeito antidiabético do extracto de casca de *arjuna Terminlia* em ratos diabéticos induzidos por aloxan. *Indian Journal Clinical Biochemistry*, 21, 23-128.

69. Rajbhandari M, Wegner U, Julich M, Schopke T e Mentel TR, 2001. Rastreio de plantas medicinais nepaleses para actividade antiviral. *Journal of Ethnopharmacology*, 74(3): 251-255.

70. Rajkumar DV e Rao MNA, 1993. Dehydrozingerone e isoeugenol como inibidores da peroxidação de liaid e como necrófagos de radicais livres. *Biochemistry and Pharmacology*, 46(ll):2067-72.

71. Rao BK, Kesavulu MM, Giri RAC, 1999. Efeitos antidiabéticos e hipolipidémicos de *Momordica cymbalaria* Hook. Pó de fruta em ratos aloxan-diabéticos. *Journal of Ethnopharmacology*, 67 (1), 103-109.

72. Ravishankar B e Shukla VJ, 2007. Sistema indiano de medicina: Um breve perfil. *Revista africana de medicina tradicional, complementar e alternativa.* 4(3):319-337.

73. Sass JE, 1940. Elementos da Microtecnologia Botânica. McGraw-Hill Book Co., Inc., Nova Iorque. Pp.41-93&222.

74. Satyanarayana U e Chakrapani U, 2007. Biochemistry, terceira edição revista de reimpressão (Uppala author-publisher interlinks, Nagarjuna nagar, A. P., Índia, pp 669-684.

75. Savadi RV, Akki KS, Manjunath KP, Bandarkar A, Pasha H e Chacko M, 2008. Avaliação in vitro de *Alstonia scholaris* (L) R. BR. Extractos de plantas para propriedade antioxidante. *Medicamentos indianos,* 45(7):542-546.

76. Sengupta B, Nandi AS, Samanta RK, Pal D, Sengupta DN e Sen SP, 1981. Fixação de nitrogénio na Phyllosphere of Tropical Plants: Ocorrência de microrganismos fixadores de nitrogénio na Phyllosphere NitrogenFixing na Índia Oriental e a sua utilidade para o crescimento e nutrição nitrogenada de plantas hospedeiras. *Anais de Botânica*, 48(5): 705-716.

77. Singh S e Kumar M, 2006. Análise físico-química e eficácia dos resíduos de extracto de Scindapsus officinalis contra *Haemonchus contortus*. *Revista indiana de Ciências Animais*, 76 (1):29-31.

78. Sinha K, 2009. Apenas 7 em cada 100 índios adultos diabéticos. The Times of India, Chennai; 2(249). Pp 9.

79. Smit HF, Woerdenbag HJ, Singh RH, Meulenbeld GJ, Labadie RP e Zwaving JH, 1995. Medicamentos à base de ervas ayurvédicas com possível actividade citostática. *Journal of Ethnopharmacology*, 47(2):75-84.

80. Sur PR, Saren AM, Halder AC, 2008. Plantas etnomedicinais utilizadas como Antidiabéticos. *Journal of Economic Taxonomic Botany,* 33 (Suplemento):79-82.

81. Surti A. Holistic Recipes- Prevenção é a chave na Diabetes, avaliada em 08.01.2010, recuperada

de:http://www.lifepositive.com/Body/Health/Prevention_is_key_in_Diabetes82004.asp

82. Taylor RSL, Edel F, Manandhar NP e Toowers GHN, 1996. Actividades antimicrobianas de plantas medicinais sudhemNepalese. *Journal of ethnopharmacology*, 50(2):97-102.

83. Trease GE e Evans WC, 1989. Pharmacognosy, 13th Edition, Bailliere Tuidall, Londres, pp 799-803.

84. Trivedi P.C. Medicinal Plants Traditional knowledge J.K. International Publishing House, 2006, pp 2-8.

85. Venkataraman K, Kannan AT e Mohan V, 2009. Desafios na gestão da diabetes, com particular referência à Índia. *International journal of diabetes in developing countries*, 29(3):103-109.

86. Vinik Al e Jenkins DJ, 1988. Fibra dietética na gestão da diabetes. *Diabetes Care,* ll(2):160-173.

87. Voigt JO, 1984. Um catálogo das plantas. Reprintjntemational book distributions, Dehra Dun, Índia, pp688.

88. Wallis TE, 1985. Livro de texto de Pharmacognosy, CBS Publishers and distributors, Shahadara, Delhi, Índia.

89. Wall ME, 1992. Agentes Antimutagénicos de Produtos Naturais. *Journal of Natural Proaducts,* 55(11): 1561-1568.

90. Wild S, Roglic G, Green A, Sicree R, King H, 2004. Prevalência global da diabetes: Estimativas para o ano 2000 e projecções para 2030. *Diabetes Care*, 27(5):1047-1053.

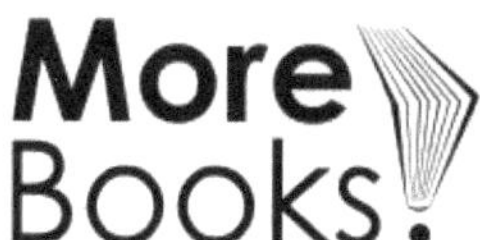

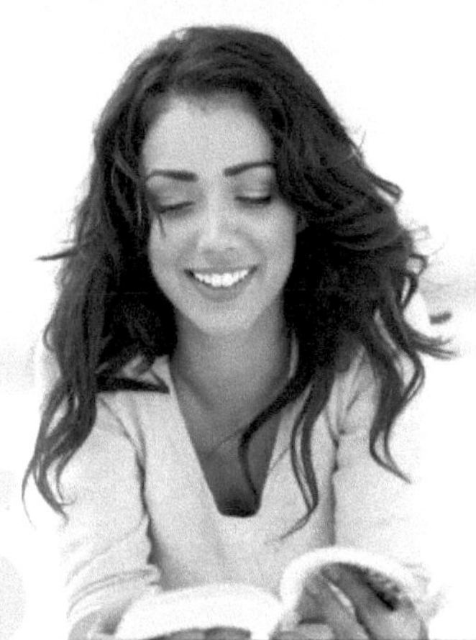

I want morebooks!

Buy your books fast and straightforward online - at one of world's fastest growing online book stores! Environmentally sound due to Print-on-Demand technologies.

Buy your books online at
www.morebooks.shop

Compre os seus livros mais rápido e diretamente na internet, em uma das livrarias on-line com o maior crescimento no mundo! Produção que protege o meio ambiente através das tecnologias de impressão sob demanda.

Compre os seus livros on-line em
www.morebooks.shop

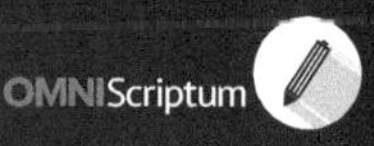

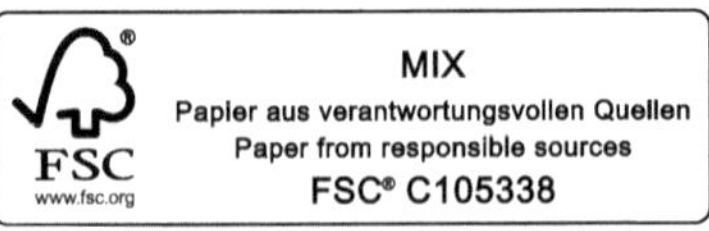

Printed by Books on Demand GmbH, Norderstedt / Germany